姓名		性别		科别		日期	

糖尿病并发症

诊断与治疗

健康中国·家有名医

主 编——曲伸 李虹

 上海科学技术文献出版社
Shanghai Scientific and Technological Literature Press

图书在版编目（CIP）数据

糖尿病并发症诊断与治疗 / 曲伸，李虹主编 . —上海：上海科学技术文献出版社，2020

（健康中国·家有名医丛书）

ISBN 978-7-5439-8116-4

Ⅰ . ①糖⋯ Ⅱ . ①曲⋯②李⋯ Ⅲ . ①糖尿病—并发症—诊疗—普及读物 Ⅳ . ① R587.2-49

中国版本图书馆 CIP 数据核字 (2020) 第 053934 号

策划编辑：张　树
责任编辑：付婷婷　张　彤
封面设计：樱　桃

糖尿病并发症诊断与治疗
TANGNIAOBING BINGFAZHENG ZHENDUAN YU ZHILIAO
主编　曲　伸　李　虹
出版发行：上海科学技术文献出版社
地　　址：上海市长乐路 746 号
邮政编码：200040
经　　销：全国新华书店
印　　刷：常熟市人民印刷有限公司
开　　本：650×900　1/16
印　　张：15.25
字　　数：158 000
版　　次：2020 年 7 月第 1 版　2020 年 7 月第 1 次印刷
书　　号：ISBN 978-7-5439-8116-4
定　　价：35.00 元
http://www.sstlp.com

"健康中国·家有名医"丛书总主编简介

王 韬

同济大学附属东方医院主任医师、教授、博士生导师，兼任上海交通大学媒体与传播学院健康与医学传播研究中心主任。创立了"达医晓护"医学传播智库和"智慧医典"健康教育大数据平台；提出了"医学传播学"的学科构想并成立"中国医学传播学教学联盟"。任中国科普作家协会医学科普创作专委会主任委员、应急安全与减灾科普专委会常务副主任委员、中华预防医学会灾难预防医学分会秘书长。全国创新争先奖、国家科技进步奖二等奖、上海市科技进步奖一等奖、中国科协"十大科学传播人物"获得者。"新冠"疫情期间担任赴武汉国家紧急医学救援队（上海）副领队。

李校堃

微生物与生物技术药学专家，中国工程院院士，教授、博士生导师，温州医科大学党委副书记、校长、药学学科带头人，基因工程药物国家工程研究中心首席专家。于1992年毕业于白求恩医科大学，1996年获中山医科大学医学博士学位。2005年入选教育部新世纪优秀人才，2008年受聘为教育部"长江学者奖励计划"特聘教授，2014年入选"万人计划"第一批教学名师。长期致力于以成纤维细胞生长因子为代表的基因工程蛋白药物的基础研究、工程技术和新药研发、临床应用及转化医学研究，在国际上首次将成纤维细胞生长因子开发为临床药物。先后获得国家技术发明奖二等奖、国家科技进步奖二等奖等，发表论文200余篇。

汪　胜　杭州师范大学医学院副院长、副教授

宋国明　上海市第一人民医院党委副书记、纪委书记、副研究员

张春芳　上海市浦东新区医疗急救中心副主任

张雯静　上海市中医医院党委副书记、主任医师

林炜栋　上海交通大学护理学院副院长（主持工作）、主任医师

罗　力　复旦大学公共卫生学院党委书记、教授

周行涛　复旦大学附属眼耳鼻喉科医院院长、主任医师、教授

赵燕萍　复旦大学附属闵行医院（上海市闵行区中心医院）党委书记、主任医师

唐　琼　上海市计划生育协会驻会副会长

陶敏芳　上海市第六人民医院副院长、主任医师、教授

桑　红　长春市第六医院院长兼党委书记、主任医师、教授

盛旭俊　海南省澄迈县人民医院执行院长、副主任医师

　　　　上海交通大学医学院附属新华医院医务部副主任

韩　静　同济大学附属东方医院应急管理办公室副主任、副教授

颜　萍　新疆医科大学护理学院院长、主任护师

薄禄龙　海军军医大学长海医院麻醉学部主任助理、副主任医师

　　　　副教授

本书编委会

主　编　曲　伸　李　虹

副主编　王吉影　董　萍　王西英　张曼娜　李文君

编　者（按姓氏笔画为序）

　　　　刘　璐　李　妍　李　晗　李春燕　罗伊丽

　　　　林紫薇　祝　洁

总　　序

　　健康是人生最宝贵的财富,然而疾病却是绕不开的话题。2020年中国人民共同经历了一场战"疫",本应美如画卷的春天,被一场突如其来的疫情打破。这让更多人认识到健康的重要性,也激发了全社会健康意识的觉醒。

　　现代社会快节奏和高强度的生活方式,使我们常常处于亚健康状态。美食诱惑、运动不足、嗜好烟酒,往往导致肥胖,诱发高血压、高血脂、高血糖、高尿酸乃至冠心病、脑卒中,甚至损伤肺功能,造成肾功能衰退,而久病卧床又会造成肺炎、压疮、下肢血管栓塞等衍生疾病……凡此种种,严重影响人们的健康生活。

　　"经济要发展,健康要上去"是每个老百姓的追求,健康是人们最具普遍意义的美好生活需要。鉴于此,上海科学技术文献出版社策划出版了"健康中国·家有名医"丛书。丛书作者多为上海各三甲医院临床一线专科医生,遴选临床常见病、多发病,为广大读者提供一套随时可以查阅的医学科普读物。

　　如今,在国内抗"疫"获得阶段性胜利的情况下,全国各地逐渐复工复产,医务人员和出版人也在用自己的实际行动响应政府号召。上海科学技术文献出版社精心打造的这套丛书,为全社会健康保驾护航,让大众在疫情后期更加关注基础疾病的治疗,提高机体免疫力,在这场战"疫"取得全面胜利的道路上多占

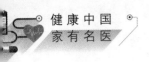

得一些先机,也希望人们可以早日恢复健康生活。

　　本丛书秉承上海科学技术文献出版社曾经出版的"挂号费"丛书理念,作为医学科普读物,为广大读者详细介绍了各类常见疾病发病情况,疾病的预防、治疗,生活中的饮食、调养,疾病之间的关系,治疗的误区,患者的日常注意事项等。其内容新颖、系统、实用,适合患者、患者家属及广大群众阅读,对医生临床实践也具有一定的参考价值。本丛书版式活泼大气、文字舒展,采用一问一答的形式,逻辑严密、条理清晰,方便阅读,也便于读者理解;行文深入浅出,对晦涩难懂的术语采用通俗表达,降低阅读门槛,方便读者获取有效信息,是可以反复阅读、随时查询的家庭读物,宛若一位指掌可取的"家庭医生"。

　　本丛书的创作团队,既是抗"疫"的战士,也是健康生活的大使。作为国家紧急医学救援队的一员,从武汉方舱医院返回上海的第一时间能够看到丛书及时出版,我甚是欣慰。衷心盼望丛书可以让大众更了解疾病、更重视健康、更懂得未病先防,为健康中国事业添砖加瓦。

王 韬

中国科普作家协会医学科普创作专委会主任委员

赴武汉国家紧急医学救援队(上海)副领队

2020 年 4 月 3 日于上海

目　录

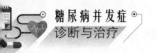

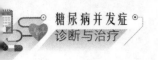

糖尿病的一些常识

糖尿病就是血糖高么

糖尿病诊断标准就是血糖超过特定人群的正常值,但糖尿病的发病原因多种多样,表现形式不一,是一种复杂的代谢性疾病,由遗传和环境因素共同决定。典型症状为"三多一少":多尿、多饮、多食和体重减轻。但临床上糖尿病患者多以不典型症状就诊,并非都出现上述症状。

很多患者认为:我的血糖高,但我没有什么不舒服,也不影响我的生活,糖尿病就没什么要紧。这是非常错误的。

糖尿病不仅仅就是血糖高这么简单,糖尿病可以引起多种代谢异常,如高血脂及器官功能障碍,最终导致严重的并发症,造成生活质量的下降和寿命的缩短。因此,预防和控制并发症,不单单控制血糖,是临床上管理糖尿病的主要目的和重中之重。

糖尿病不仅会带来全身的各种并发症,还会影响生育、儿童的生长发育,等等。所造成的危害几乎是无处不在的。

糖尿病为什么会有并发症

血糖高了怎么就会有并发症呢? 因为体内的环境需要一个

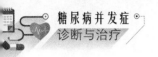

适宜的稳态,正常血糖一般在 4～8 mmol/L 之间波动,符合这个范围血糖才会给组织、细胞以及各个器官提供一个舒适的环境。当血糖长期升高,全身的组织、细胞以及各个器官就会持久地浸泡在一个高糖环境里,时间久了,这些组织和器官就会发生不可逆的变化。

打一个比方,就如同腌咸蛋,鸡蛋放在盐水里,日久天长就变成了咸鸡蛋。这可以类比糖尿病并发症,一旦出现糖尿病并发症,就不再可逆。如同咸鸡蛋不能变回淡鸡蛋一样。

所以,保持体内正常的血糖水平才能保证机体组织器官正常运转,也就是预防并发症的必要前提。

糖尿病并发症有哪些

人体需要有血液供给,因此"血糖"是无处不在的。凡是受到高血糖"浸泡"的组织、器官,最后都会出现病变,也就是糖尿病并发症。

心脏,在长久的高血糖作用下,冠状动脉会出现粥样硬化,管腔会变窄,最后就是冠心病甚至心梗。

脑血管同样也会出现粥样硬化,管腔会变窄,最后变为脑梗。

心脏和脑血管在糖尿病中最常见的是大血管病变。

眼睛的眼底血管会出现血管瘤,随后渗出、出血,直至视网膜脱落,最后导致失明。

肾脏在高血糖作用下,会出现大量的蛋白尿,导致肾功能不全,直至尿毒症,最后需要依靠透析维持生命。

多数糖尿病患者还会有手、足末端的麻木、刺痛,这就是糖尿病周围神经病变。

除此之外,血糖升高还会影响血压、血脂、骨、关节、月经、男性性功能、情绪等。可以说,糖尿病的不良影响是无处不在的。

糖尿病并发症有什么危害

糖尿病并发症既然是器官发生了不可逆的改变,势必会影响到各自的功能。比如:冠状动脉出现粥样硬化,会使血管变得越来越窄,心脏供血越来越差,心肌细胞缺血时间越长,坏死的也就越多,如果冠脉出现明显的血流减少或中断,就会出现心肌大面积坏死,这就是心梗;心梗的病死率很高,也是糖尿病患者最常见的死因之一。

糖尿病肾病也是糖尿病致死的常见原因之一,尿毒症透析的患者中约有一半是源于糖尿病肾病。肾脏功能的衰竭会使体内的废物不能及时排除,不断堆积,就会造成对各个器官、组织的毒害作用。我们经常会看到尿毒症的患者全身浮肿、呼吸困难、腰酸背痛、恶心呕吐等,这些症状都是因为体内"垃圾"的作用。

糖尿病脑血管病也是糖尿病最常见的大血管并发症,主要表现为脑梗,轻者出现头晕耳鸣,重者就会危及生命。

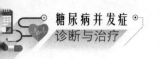
有些并发症虽然不会致死,但会致残,严重影响患者的生活质量。比如:糖尿病视网膜病变,患者的视力明显减退,给生活带来很多不便;糖尿病足,严重者截肢,造成患者终身残疾。

控制糖尿病并发症的关键是控制血糖

糖尿病慢性并发症发病的重要基础是血糖升高,这些并发症都是在高血糖的基础上悄悄地发生和进展的。通俗地讲,这些器官或组织都是被高血糖"泡"坏的。

所以,糖尿病绝不是血糖高点这么简单,积极良好地控制血糖可以大大延缓或减轻并发症的发生和发展,而一旦并发症出现,就将造成不可逆的损伤。因此,尽早控制血糖,把血糖控制在理想的范围内是控制并发症的基础。

有的患者得了心梗,放了支架,胸闷缓解了,就认为没事了,血糖也不去管理,其实这是一种治标不治本的做法。如果不控制血糖,血管继续"泡"在高血糖里,血管会继续变坏,那么这个患者就要不断在心脏里放支架了。

很多患者认为住院就是来处理一下并发症,血糖就这个样子了,不用再管了,这是错误的想法。虽然并发症已经出现,控制血糖不能逆转,但可以延缓后续的发展,一定程度改善患者症状、提高生活质量,甚至延长寿命。

因此,有了并发症,需要赶紧控制好血糖,所谓"亡羊补牢,未为迟也"。

控制饮食是糖尿病治疗的基础。无论服用何种药物,采用何种方案,都需要合理、持久地控制饮食。

目前有很多关于糖尿病饮食的书籍和资料。相关的名词也很繁杂,如:热卡、升糖指数、食物交换份等,让糖尿病患者难以理解。日常可选择的食物品种较为丰富,更让糖尿病患者不知如何面对。

这里,我们用最通俗的语言把糖尿病需要注意的饮食管理归纳为如下几句话。

1. 吃干不吃稀

我们主张糖尿病患者尽量吃"干"的。从形态上来讲就是"固体"的,比如馒头、米饭、饼,而不要吃面糊糊、粥、泡饭、面片汤、面条、疙瘩汤等。某些患者的错误做法是不吃白米粥,而吃杂粮粥;或者将麦片泡在牛奶或汤中。我们强调的是"粥",而不论粗粮细粮。道理就是越稀的饮食,经过烹饪的时间越长,食物越软越烂,意味着越好消化,则升糖越快。

同样,我们也不主张多喝汤。因为汤有助于食物消化,也会加速升糖。如果一定要喝汤,则建议饭前喝汤,尽量避免与主食充分混合。

2. 吃硬不吃软

同样是干的,我们更推荐"硬一点"而不是"软一点"。道理

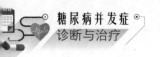

与上面相同：含水量少、偏硬的食物需要咀嚼，消化的时间较长，升糖就较慢。

3. 吃绿不吃红

食物太多，很多患者不能确定哪个是该吃的，哪个是不该吃的。一般绿色的（非添加色素），多是含有叶绿素的植物，如青菜，而红色的含糖相对偏高，不宜食用或少用。如吃同样重量的黄瓜和西红柿，西红柿可以明显升糖，黄瓜则对血糖基本没有影响。所以，在不能确定的情况下，"绿色"的一般比较保险。

"吃绿不吃红"同样也要遵循"吃干不吃稀"的原则，比如胡萝卜可以作为蔬菜成块或成片食用，但如果榨成果汁，则升糖效果明显。

4. 定时定量和化整为零

定时定量是指正餐。推荐患者一日三餐，规律进食，每顿饭进食量基本保持平稳。这样做的目的是为了与降糖药更好地匹配，不至于出现血糖忽高忽低的状况。很多糖尿病患者为了控制血糖，每天只吃两顿饭，并且不吃主食，这样做很容易出现低血糖。糖尿病不能乱吃，但也不能不吃；不该吃的一定不能吃，但该吃的一定要吃。

化整为零是指零食。在血糖控制良好的前提下，我们允许患者吃水果及少量零食，以补充维生素、矿物质等营养。但吃法与正常人不同，一般不要饭后立即进食。可以选择饭后2小时食用水果。吃的时候将水果分餐，如：一个苹果分2～4次吃完，而不要一口气吃完；葡萄一次吃不超过5颗。分餐次数越多，对血糖影响越小。

以上四句话如果大家能够掌握，饮食基本不会出大的错误。经过长期体会和琢磨，相信每个人都会建立起适合自己的一套食谱。

糖尿病患者应该具有哪些好习惯

这里再说一下糖尿病患者应该具备的几个良好习惯。养成这些习惯，可以让患者治疗事半功倍，对糖尿病的控制可以受益终身。

1. 加强学习

糖尿病不仅是医生的事情，更是患者自己的事情。通过与医生沟通，患者可以学到很多糖尿病知识。除此之外，还要抓住各种机会学习，比如从书籍、网络、病友等途径获得糖尿病的知识。可以说，对糖尿病了解越多，血糖才能控制得越好。

2. 选择相对固定的医生

糖尿病是终身性疾病，因此需要终生与医生打交道。因此，选择一个相对固定的医生对于患者长期诊治的益处就显而易见。患者和医生相对熟悉，沟通更顺畅，医生了解患者的特点，用药也更有把握。久而久之，医生和患者就成了朋友。而有的患者，随机就诊，医生必然每次都要详细问诊，很多患者不理解，反倒造成误解和麻烦。

3. 学会与医生沟通

很多患者就诊，不能清楚明确地讲述自己的病情，不能将自己面临的问题准确地反映给医生；或者，更有甚者认为我不说医

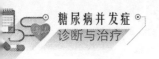

生就应该知道。这些都是不对的,最后影响的是患者自己的就诊质量。患者首先要了解自己的病情:何时患病,服用哪种药物,各种指标如何等。想要达到这样的程度,就需要患者做到一点:加强学习。否则,医生和患者就很难沟通,如果医生的话患者不能理解甚至出现理解偏差,问题将不能得到很好地解决。

4. 学会整理自己的资料

糖尿病是终身性疾病,需要终生管理。患者不同时期的化验单、检查及住院资料都代表着疾病的发展和转归。这些资料对于分析患者的疾病特点至关重要。很多患者检查完之后不注重将资料整理收集,自己又不能很清楚地说出检查的结果,那么医生就很难判断患者的过去及病情发展的速度。

定期检查并整理好自己的化验单,了解并掌握自己化验单的意义。这样在就诊时才能够和医生获得很好的沟通,才能得到医生进一步的指导。

糖尿病患者的几个误区

1. 选贵药

经常听患者跟医生讲,一定要给我用最好、最贵的药来治疗。目前糖尿病药物分 5～7 大类,不同种类的药物适合不同人群。选择用药一般根据患者病情,即糖化血红蛋白、胰岛功能、肝肾功能、是否肥胖等多种因素决定。价格高不见得适合你。正如:一件西装和一条裙子,前者适合男士,后者适合女士。

2. 坚持一种方案

这类患者很听话,非常遵守医生处方。连续几年一直使用一个方案,比如5年前使用胰岛素,至今仍在使用。这也是错误的。治疗方案是需要根据病情进行调整。好比穿衣服:冬天穿棉袄,夏天穿裙子。医生当时给你的方案是根据当时的情况制定的,比如有些患者只需打半年胰岛素,长期使用反倒会增加体重,不利于控制血糖。

3. 家人代劳

很多家属对患者的照顾无微不至,代替他来开药,把药片都剥好,一粒粒放在药盒里,而患者却长期不与医生接触。这样做的弊端是显而易见的。首先,疾病是患者自己的事情,必须要他本人掌握一些糖尿病知识,了解自己的病情,知道自己服的什么药,以及如何向医生反映病情等。由家人代劳,会让患者失去主动性,被动地被安排。

4. 只开药不检查

很多患者认为只有开了药才是"看病",检查越少越好。其实糖尿病患者更需要细致的检查,了解并发症的发展,及时调整用药方案。没有细致的检查,治疗将没有方向,只剩下盲目服药。

5. 悲观态度

很多糖尿病患者说:糖尿病反正是治不好的,我就不吃药了。

糖尿病虽不能治愈,但可以控制。好比一个猛兽,你不能杀了它,也不能改造它不伤人,但可以把它关起来。

6. 过分控制饮食

很多糖尿病患者认为:糖尿病就是什么都不能吃。

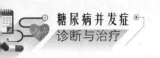
　　这种观点是非常错误的。糖尿病并不能只依靠控制饮食来治疗,我们要求患者"控制饮食"是指"不该吃的不要吃",而"该吃的一定要吃"。一天三餐,必要的蛋白质、脂肪甚至水果、维生素都是要吃的。长期不吃会造成营养不良,体质下降。

　　至于该怎么吃,要根据个人情况,在医生的指导下合理地吃,这样才有利于血糖控制,有利于健康。

　　7. 拒绝早期用药

　　很多患者发现糖尿病时血糖并不高,因此非常忌讳服药。他们的观点:吃了药就断不了,要吃一辈子了。

　　这种观点非常错误。早期糖尿病或者是糖尿病前期,血糖仅有轻微升高时应给予积极干预,可以仅用最小剂量、最少数量的药物来控制。甚至可以逆转糖尿病前期,使之不发展成为糖尿病。可以说,"轻微的糖尿病"是治疗的"黄金期"。错过这个时期,放任血糖慢慢升高,只会达到患者认为"可以吃药"的程度。

　　再强调一下:早期服药和是否终身服药无关,终身服药是由疾病本身决定的,不是由服药的早晚决定的。

　　总之,良好的血糖控制会大大延缓和减轻并发症,使得糖尿病患者可以和正常人一样生活,并不影响寿命。

减重手术可以作为糖尿病治疗的新方案吗

　　关于糖尿病的外科治疗近年来发展迅速,最新的 2020 年 ADA 糖尿病诊疗指南将减重代谢手术推荐作为肥胖糖尿病患者非手术治疗不理想状况下的一种治疗选择。虽然不是治疗肥胖糖尿病的首选治疗方法,但表明了减重代谢手术的接受程度和应用范围在不断扩大。

目前,减重代谢手术的适应症已经不仅仅局限于体重的控制,对血糖的改善和其他多种肥胖相关代谢疾病也具有重要作用。对于合并糖尿病的肥胖患者来说,减重代谢手术是获取长期减重疗效的一种有效手段,同时与非手术疗法相比也可以使患有 2 型糖尿病的肥胖患者在手术后获得长期缓解。减重代谢手术对血糖的改善可于术后很快发生,例如 Roux-en-Y 胃旁路术(Roux-en-Y gastric bypass, RYGB)、垂直胃袖状切除术(vertical sleeve gastrectomy, VSG)、胆胰转流术(biliopancreatic diversion, BPD)等减重代谢手术对空腹和餐后血糖的改善可能于手术后立即发生,早于明显的体重下降。多数的减重手术方案对血糖改善均有较好的效果。

当然,减重手术也不是适合所有的糖尿病患者。一项大样本回顾性研究表明,糖尿病病程与减重代谢手术术后糖尿病的控制及完全缓解率呈负性相关,即随着糖尿病病程的延长,减重代谢术后糖尿病的控制和缓解率呈线性下降。除了糖尿病病程,年龄及术前体重也是影响减重代谢术后糖尿病缓解率的重要因素。此外,胰岛素水平也可能是影像肥胖和糖尿病预后的一个重要代谢指标,但个体化差异很大,后续还需要进一步的研究证实。随着减重代谢手术术后随访时间的延长,有一些最初缓解的患者出现了再次复发。减重代谢手术术后 5 年糖尿病再发的发生率从 3％～30％不等。因此减重手术并不能使所有的

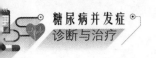

糖尿病患者均得到长期缓解，关于影响减重代谢术后糖尿病复发可能与糖尿病的进展、个体差异以及手术方式有关，但目前尚没有发现影响减重代谢术后糖尿病患者复发的确切因素。

减重代谢手术降低血糖，治疗糖尿病的机制并非单纯归因于消化道的改道、术后营养的吸收不良引起，而是在改善葡萄糖代谢、胰岛素敏感性等多种机制上发挥积极的调控作用。人们发现减重代谢手术在导致大量体重下降的同时会增加胰岛素的敏感性，从而改善患者血糖水平，改善了胰岛素抵抗。减重代谢手术还可以增加肠道激素来对代谢调节产生影响，并进一步减轻体重和改善血糖。

除了良好的血糖控制之外，减重代谢手术对改善机体的炎症状态、相关性激素水平、高脂血症、高血压和睡眠呼吸暂停也具有积极作用，使肥胖糖尿病相关的血管病变和重要脏器并发症的发生率及病死率显著下降，延长寿命的同时改善了患者的生活质量。对于肥胖糖尿病患者的体重管理，生活方式（运动和饮食）的改善难以长期坚持，而药物治疗也存在一定安全性和有效性的问题，并且胰岛素在内的一些降糖药物还有升高体重进一步加重代谢紊乱的风险，很多患者无法通过生活方式和内科的干预有效地减轻体重，减重代谢手术作为可长期改善血糖情况的外科治疗方式值得临床考虑。

糖尿病相关化验检查

糖尿病患者的控制目标是多少

　　糖尿病并发症在相当程度上是可以预防的,甚至有部分患者经综合治疗后是可以逆转的,因而患者自身也要加强信心,加强自我管理,做好糖尿病并发症的预防工作。

　　其中最基本就是严格控制血糖,达到目标范围,但目标也须个体化。糖尿病患者平时应规律监测血糖,包括空腹血糖和餐后2小时血糖。根据血糖值及时调整降糖药物。尽量使血糖控制平稳,减少波动。

　　一般年纪轻者主张空腹血糖在 4.4～6.1 mmol/L,餐后 2 小时血糖在 4.4～8.0 mmol/L,糖化血红蛋白<6.5%;老年患者以及生活自理能力差的患者,尤其是常易发生低血糖症的患者,可适当放宽标准,空腹血糖<8 mmol/L,餐后 2 小时血糖 8～10 mmol/L,糖化血红蛋白<7.5%。

　　另外糖尿病患者多并发高血压、高血脂,因此,糖尿病患者在降糖的同时,也需要降压、调脂,一般建议血压<140/80 mmHg,血脂中总胆固醇<4.5 mmol/L,甘油三酯<1.5 mmol/L。尿白蛋白/肌酐比值:男性<22 mg/g、女性<31 mg/g,尿白蛋白排泄率<30 mg/d。

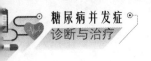

为什么要检测糖化血红蛋白

糖化血红蛋白是人体血液中红细胞内的血红蛋白与血糖结合的产物。血糖和血红蛋白的结合生成糖化血红蛋白是不可逆反应,并与血糖浓度成正比,且保持 120 天左右,反映最近 120 天的平均血糖浓度。

糖化血红蛋白的英文代号为 HbA1c。糖化血红蛋白相当稳定、不易分解,所以它可以避免 1 次血糖检测的波动性,能很好地反映较长时间的血糖控制程度,通常可以反映患者最近 2～3 个月的血糖控制情况,是血糖控制的金标准。推荐每 3 个月检查 1 次,判断血糖控制是否达标。

正常人糖化血红蛋白的范围为 4%～6%。6%～7%说明血糖控制比较理想;7%～8%代表血糖控制一般;8%～9%表示控制不理想,需加强血糖控制,多注意饮食结构及运动,并在医生指导下调整治疗方案。如果大于 9%,则表示血糖控制很差,是慢性并发症发生发展的危险因素,可能引发糖尿病性肾病、动脉硬化、白内障等并发症,并有可能出现酮症酸中毒等急性并发症。

为什么糖尿病患者必须做胰岛功能检查

胰岛功能是指胰岛 B 细胞分泌胰岛素降低血糖的功能,可以检测血浆血糖、胰岛素和 C 肽浓度,这是反映胰岛 B 细胞功能较为准确的指标,用于指导临床治疗。

正常人服用葡萄糖后,随着血糖的上升,血浆胰岛素和 C 肽也迅速上升,一般在 30～60 分钟达到最高峰,且为空腹水平的 5～10 倍,然后逐渐下降,餐后 3 小时达到空腹水平,即说明胰岛素分泌和血糖升高是同步的,胰岛 B 细胞的储备功能较强。进行胰岛功能检测有助于了解胰岛 B 细胞的储备功能,是诊断糖尿病和区分糖尿病类型最可靠的方法。

1 型糖尿病患者由于胰岛 B 细胞被严重破坏,空腹血浆胰岛素及 C 肽很低,服用葡萄糖刺激后没有明显增加,呈低平曲线,有些患者甚至测不到。2 型糖尿病患者空腹血浆胰岛素和 C 肽正常或稍高,葡萄糖刺激后能分泌胰岛素和 C 肽,但表现为高峰延迟。

一般建议每年检查 1～2 次胰岛功能,以指导治疗方案的实施。

糖尿病的眼底检查有哪些

糖尿病眼底病变已成为致盲的一个重要原因。临床研究表明,糖尿病患者只要重视早期眼底检查,糖尿病性视网膜病变是可以预防和控制的。糖尿病一旦诊断明确,患者就必须进行眼底检查并做好记录,为以后的随访提供对照。

主要的眼底检查有眼底照相、眼底荧光血管造影、眼 B 超、光学相干断层扫描(optical correlation tomography, OCT)等。

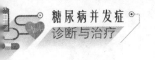
眼底无异常或有轻微病变的患者,最好每年检查1次眼底。已有中、重度眼底病变的患者,建议每3～6个月检查1次。

糖尿病周围神经的检查有哪些

糖尿病周围神经病变是糖尿病足的重要危险因素,由于电生理检测技术的不断改进,糖尿病周围神经病变的诊断越来越精确,可以明确有无病变,确定病变范围、病变程度,判断预后,并可发现亚临床病变,为早期诊治提供依据。

(1)专科检查:由专业的内分泌科医生检查患者手足的针刺痛觉、温度觉、振动觉、触觉。

(2)神经传导速度测定:是诊断周围神经病变的"金标准",但其主要反映大神经纤维的受累情况,因此阴性结果也不能完全排除神经病变。

(3)体感诱发电位检查:在糖尿病周围神经病变诊断领域中的应用,为近端神经病变的判断提供了新的工具,可反映近端神经的病变,弥补远端运动传导测定的不足。

(4)单纤维肌电图检查:反映早期神经再支配的活动性,可更精确地反映神经再生及失神经程度,客观地定量评价神经肌肉的功能状态,是糖尿病周围神经及其他神经病变早期诊断的一个颇有价值的检查手段。

根据患者需要,由专科医生决定做何种检查项目及检查周期,建议每半年到一年检查1次。

为什么要检测尿微量白蛋白

在尿中开始少量出现称之为白蛋白的血液蛋白时,即可发生微量白蛋白尿。正常人一般每天从尿中排出的白蛋白少于25 mg,而有微量白蛋白尿的人一般每天要排出 30～300 mg 的白蛋白。尿微量蛋白的检测是糖尿病肾病的最早临床证据及筛选早期糖尿病肾病的主要指标,也是糖尿病患者发生心血管疾病和死亡的危险因子。

因此,对糖尿病患者进行有效的微量白蛋白尿筛查是必要的,对于肾病的预防及早期治疗都起到了积极作用。如果患者有微量白蛋白尿,不会感到任何明显的症状或体征,了解是否有微量白蛋白尿的唯一方法是通过医生安排特殊的实验室检查。

普通人应当每年 1 次,而已增高的患者应每 3 个月检测 1次。由于尿微量白蛋白的影响因素太多,包括饮食、运动、血糖急剧升高、尿路感染等,所以建议检测早晨第一次小便,而且最好多次复查。另外推荐检测尿白蛋白与肌酐的比值,因为这个指标相对比较稳定,影响因素较少。

为什么糖尿病患者要查骨密度

糖尿病患者多为中老年人群,发生骨质疏松较为常见,表现

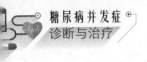
为腰腿痛、背痛和四肢无力,容易发生骨折。除了年龄较大外,糖尿病发生骨质疏松的原因有胰岛素不足、钙的摄入量偏低、尿中钙的流失,以及维生素 D 在肾脏激活受阻,不能转变成有活性的维生素 D 等。

建议糖尿病患者每 1～2 年检查 1 次骨密度,特别是老年、女性患者。如果已诊断为骨质疏松,更应该在医生指导下定期复查骨密度。

糖尿病患者多久检查一次血脂

糖尿病的心血管并发症是对糖尿病患者寿命的严重威胁,而脂代谢紊乱可能在动脉粥样硬化的发生、发展中起重要的作用。糖尿病脂代谢紊乱主要表现为甘油三酯(triglyceride, TG)的升高, 这与极低密度脂蛋白胆固醇(very low density lipoprotein cholesterol, VLDL-C)升高以及高密度脂蛋白胆固醇(high density lipoprotein cholesterol, HDL-C)的降低有关,血浆富含 TG 的脂蛋白的增加与肝内 VLDL 的产生增加及清除降低有关。

即使患者血脂不高,也应至少每半年检查 1 次血脂。检查的内容包括胆固醇、甘油三酯、高密度脂蛋白和低密度脂蛋白等。根据血脂检查结果,采取饮食、运动、减轻体重和使用降脂药物等措施,防止心血管并发症发生。

多长时间检查一次肝肾功能

　　肝脏和肾脏在糖尿病的发生与发展过程中的地位极为重要。首先,肝脏和肾脏都是糖类代谢的重要场所;其次,肝脏和肾脏也是糖类储藏和释放的场所;第三,肾脏又是多余血糖排出体外的通道,血糖升高时,只要肾脏功能正常,就可以通过排尿将多余的糖分排出,使血糖不至于太高。肝肾功能是否正常是我们选择用药的前提和关键。

　　所以,血糖的稳定离不开肝、肾功能的正常,反过来,糖尿病患者长期血糖控制不佳,也势必影响肝脏和肾脏的结构与功能。而且很多糖尿病药物都要通过肝脏和肾脏代谢,因此,必须定期检查肝、肾功能,建议每3个月检查1次为宜。

糖尿病与血脂异常、脂肪肝

血脂异常是怎么回事

　　血脂是血液中胆固醇、甘油三酯、脂肪和磷脂的总称,易导致心脑血管疾病的主要脂质是胆固醇和甘油三酯,即临床上我们常关注的高胆固醇血症和高甘油三酯血症以及与其相关的高、低密度脂蛋白血症和高载脂蛋白血症。胆固醇有"好坏"之分,其中高密度脂蛋白(HDL)及其携带的胆固醇(高密度脂蛋白胆固醇,HDL-C),可将多余的胆固醇从动脉转运回肝脏,是抗动脉粥样硬化的"好"胆固醇。而低密度脂蛋白(LDL)及其携带的胆固醇(低密度脂蛋白胆固醇,简称 LDL-C),是"坏"胆固醇,而我们平常所说的高血脂就是指血液中"坏"胆固醇含量增高。简单来说,控制血脂就是要降低低密度脂蛋白,升高高密度脂蛋白。

为什么血脂异常会引起动脉硬化

　　正常情况下,饮食中的脂肪以甘油三酯形式存在,吸收后以脂蛋白的形式循环于血中,在进食后10～12小时可以转化处理,此时甘油三酯中有一种叫作"极低密度脂蛋白"循环于血中,过多的极低密度脂蛋白转变成更小而致密的低密度脂蛋白("坏"胆固醇)时,血浆中脂蛋白黏附、沉积在血管壁上,形成粥样硬化斑块。这些斑块就像水管里的水垢,多了就造成管腔的狭窄。这些"坏"胆固醇还会使血管内膜破溃,就像在血管壁上长了"疮"一样,掉下来的渣会堵塞远端小血管,破溃的部位还会发生出血、形成血栓,造成血管的闭塞,久而久之导致动脉硬化。

糖尿病患者为什么要监测血脂

糖尿病患者由于长期糖代谢紊乱,或多或少会造成脂代谢的紊乱,造成甘油三酯和低密度脂蛋白升高,大大增加了心血管疾病的危险因素。普通成人非酒精性脂肪肝的患病率为20%～33%,而2型糖尿病患者非酒精性脂肪肝的患病率为28%～55%。很多研究证明"坏"胆固醇(LDL-C)的升高对糖尿病患者的影响最严重。糖尿病患者LDL颗粒更小,更易钻入血管壁沉积成斑块;糖尿病患者LDL易被氧化,导致动脉粥样硬化作用更强。因此,糖尿病患者应定期进行血脂监测,使血脂尽可能在正常范围。

糖尿病患者做到控制好血糖的同时,如将血脂、血压等控制在标准范围,必将减少心、脑血管疾病的发生率,这对延长寿命和提高生活质量均有益处。

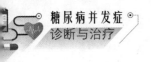

什么是脂肪肝

　　脂肪肝的发病原因多种多样,根据病因有不同的分类,如酒精性脂肪肝、肝炎后脂肪肝、药物性脂肪肝等。我们临床上和内分泌代谢最相关的是非酒精性脂肪肝病,它不是一种肝脏本身的病变,而是由于内分泌代谢紊乱引起的脂质在肝脏异常沉积所致的代谢性疾病。非酒精性脂肪肝病可以导致脂肪肝肝炎、肝纤维化及硬化,少数会发展为肝癌。脂肪肝又近一步和一系列代谢紊乱如胰岛素抵抗、糖尿病、肥胖等交织在一起,带来更严重的后果。

为什么会得脂肪肝

　　脂肪肝的发生与先天因素中的基因和后天因素中的环境明显相关。后天因素包括不健康的饮食方式、少运动、紧张、压力增大、体重增加和血糖代谢紊乱等。

　　(1) 遗传:有肥胖症、糖尿病、高脂血症和脂肪肝家族史者,其脂肪肝的发病率高于一般人群。遗传因素在不健康的生活方式和不科学的饮食习惯的基础上更会出现不良后果。

　　(2) "三高"饮食:即高脂肪、高胆固醇和高糖饮食,会导致营养过剩,引起肥胖性的脂肪肝。

（3）营养不良：长期饥饿或胃肠道消化吸收障碍，导致营养不良，甘油三酯在肝内蓄积而致脂肪肝。

（4）多坐少动：长期不运动会导致体内过剩的营养转化为脂肪，这些脂肪沉积于皮下时表现为肥胖，积存于肝脏时表现为脂肪肝。

（5）长期酗酒：酒精摄入过多会大大降低食欲，导致食物中的胆碱摄入量减少，使肝脏载脂蛋白合成受阻，而导致多余的甘油三酯难以被大量清除，这些多余的甘油三酯积聚起来就很容易导致脂肪肝，即酒精性的脂肪肝。

（6）内分泌代谢障碍：主要有糖尿病、甲状腺功能异常、肥胖、高尿酸血症等。其中尤其是糖尿病患者，存在血糖代谢紊乱，脂蛋白合成也会有障碍，致使它们在肝脏内转变成脂肪，存积在肝内，易导致脂肪肝。

（7）某些药物和化学物：如四环素、砷、银、汞等，可使载脂蛋白合成受阻，肝内甘油三酯不能被代谢排泄，从而在肝内堆积引起脂肪肝。

上述情况是导致脂肪肝发生的主要原因，而对于糖尿病患者来讲，这些也同样会对糖尿病的发生起到一定的促进作用。尤其是对于胰岛素抵抗为主的 2 型糖尿病患者，多数都伴有肥胖和脂肪肝。

脂肪肝的"误区"知多少

误区之一：脂肪肝不是病，没什么大不了。脂肪肝是由于内

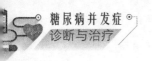

分泌代谢紊乱引起的脂质在肝脏异常沉积所致的代谢性疾病，可以导致肝病，严重的可引起的一系列代谢紊乱。

误区之二：只有胖子才会得脂肪肝。脂肪肝并不是肥胖者的专利。虽然肥胖是引起脂肪肝的主要诱因之一，但这并不是说瘦人就不会得。因为引起脂肪肝的因素很多，如营养不良或体内蛋白质不足，都会导致肝脏内脂肪聚集。

误区之三：脂肪肝是小问题，慢慢来。其实脂肪肝不容忽视，如果一味忽视最终将危及生命。脂肪在肝内大量长期沉积，不仅损伤肝脏，更会严重影响体内营养代谢和解毒功能。非酒精性脂肪肝病可以导致脂肪肝肝炎、肝纤维化及硬化，最终威胁生命。

误区之四：脂肪肝伴有肝酶升高就服用降酶药。其实这仅仅是自欺欺人的做法，即认为血中的转氨酶降下去了，就是疾病的好转，而放松了饮食、运动等基本干预方法，有时甚至使肝病加重。在肝脏健康的前提下，降酶药才能很好地发挥作用；但脂肪肝患者的肝细胞已经受损，降酶药的作用也因此而减弱。而对于肥胖性脂肪肝患者，减肥是最好的干预措施。有报道称：体重每下降 1％，转氨酶下降 8.3％，体重下降 10％，升高的转氨酶基本可以恢复到正常水平。

糖尿病和脂肪肝有何关系

糖尿病和脂肪肝关系密切，就像一对"难兄难弟"，相互影响,形成恶性循环。

国内有研究显示,2型糖尿病患者群中脂肪肝的患病率高达46%,换句话说,几乎每2个糖尿病患者中就有1个出现脂肪肝。专家指出,2型糖尿病伴脂肪肝危害大,如果不及时治疗,可进一步发展为脂肪性肝炎肝纤维化(肝硬化),而肝硬化和死亡的风险也会大大增加。

患有糖尿病的患者,体内的葡萄糖和脂肪酸不能被很好利用,脂蛋白合成也出现障碍,致使它们在肝脏内转变成脂肪,存积在肝内,最终导致脂肪肝。

与此同时,脂肪肝可进一步加重胰岛素抵抗、糖代谢紊乱等病理状况,造成血糖持续处于高水平,从而加重糖尿病。因此,非酒精性脂肪性肝病患者是2型糖尿病的"后备军"。而对于糖尿病患者来讲,了解糖尿病和脂肪肝的相互联系,对早期预防和发现脂肪肝极其重要。

糖尿病性脂肪肝有什么特点

糖尿病患者一旦出现脂肪肝,早期时往往因为没有症状或症状轻微,很难被觉察,以致医生、患者对糖尿病伴脂肪肝的重视不够。

中、重度脂肪肝有类似慢性肝炎的表现,可能会出现上腹不适、恶心、呕吐、厌食、腹胀等,可有肝肿大的表现,而糖尿病控制不好的患者肝大发病率较高。脂肪肝的临床表现与脂肪浸润肝

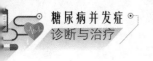
脏的程度成正比,与血糖的控制情况也密切相关。

合并糖尿病的脂肪肝患者与普通脂肪肝患者相比,预期寿命缩短,死亡风险也大大增加。另外,出现脂肪肝的患者,胰岛素抵抗、糖代谢紊乱等状况也会逐步加重,形成恶性循环。而早期控制血糖对于逆转脂肪肝极为重要,也就是说若糖尿病控制较好,其脂肪肝也可逐渐消退。

脂肪肝有什么利弊

我们经常听到脂肪肝的危害,那么究竟有哪些呢?

(1)引起肝纤维化、肝硬化:这是由于长期的肝细胞脂肪变性会导致肝细胞再生障碍和坏死。

(2)诱发或加重糖尿病:脂肪肝可加重胰岛素抵抗、糖代谢紊乱等,造成血糖持续处于高水平,从而诱发或加重糖尿病。

(3)诱发或加重高血压、冠心病、动脉粥样硬化:研究表明,酒精性脂肪肝患者多合并高血压、冠心病,容易导致心肌梗死。

(4)与肝癌相关:脂肪肝与原发性肝癌的发生虽无直接关系,但是脂肪肝的病因(饮酒、营养不良、药物作用及有毒物质损害等)可诱发肝癌。

(5)脑病脂肪肝综合征:一些发生脂肪肝的肥胖者常常表现为恶性肥胖,这类患者极易并发致命性心脑血管疾病。

其实,从另一个角度来说,得了非酒精性脂肪肝可以提醒我们提前发现、提前干预,也是有"好处"的。

（1）它就像信号灯一样，如果得了非酒精性脂肪肝，我们就知道下一步会出现代谢异常，包括糖代谢异常等问题都会接踵而来。所以，红灯亮了，赶紧刹车，这样可能就不会发生更严重的代谢问题了。

（2）提前干预花费少，效果好。所谓花费少，是因为如果未引起非酒精性脂肪肝肝炎和其他的代谢异常，单纯的生活方式调整、运动和饮食结构变化就可以逆转，也就是说患者可以恢复到和正常人一样。这对我们来说，又不花钱，又可以养成正确的生活方式。

（3）早期、轻度的非酒精性脂肪肝是可逆的，也就是说在这个阶段干预，完全可以恢复，避免了其他代谢性疾病的发生和发展。我们知道糖尿病要终身治疗，不仅成本高，效果也不理想，还会使以后发生心血管事件的概率大增。为什么说它"有利"，有利就是让我们提前认识到自己的身体要出问题了，提前改正自己的不良习惯，提前加强健康知识的更新，提前进行正确的生活方式的干预。

如何早期发现脂肪肝

首先，明确非酒精性脂肪肝的诊断需符合：①无饮酒史或饮酒折合乙醇量小于 140 g 每周（女性＜70 g 每周）；②排除外病毒性肝炎、药物性肝病、全胃肠外营养、肝豆状核变性、自身免疫性肝病等可导致脂肪肝的特定疾病；③过去必须根据肝穿刺病理

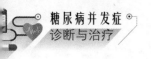
检查进行确诊,近年来随着影像学检查技术的发展,主要采用 B 超和 CT 诊断脂肪肝。

鉴于 B 超诊断脂肪肝具有经济、迅速、无创伤等优点,因此,定期给脂肪肝高危人群做肝脏 B 超检查是早期发现脂肪肝的最佳方法。

具备以下三项腹部 B 超表现中的两项者为弥漫性脂肪肝:①肝脏近场回声弥漫性增强("明亮肝"),回声强于肾脏;②肝内管道结构显示不清;③肝脏远场回声逐渐衰减。

目前的医学研究表明,肝酶异常和 B 超所提示的脂肪肝已作为代谢综合征和动脉粥样硬化的早期预测指标,而脂肪肝的有效防治则可望兼顾减少肝硬化、糖尿病和心脑血管事件。因此,对于糖尿病患者,定期做肝脏 B 超检查、监测肝功能是必要的。

调整血脂有几招

目前为止,尚无有效的治疗和干预脂肪肝的药物,而生活方式的改变和良好的饮食运动习惯是最好的预防和治疗脂肪肝的方法。

(1) 从病因入手:对于糖尿病患者,控制血糖是一切的基础。糖尿病患者血糖控制好了,就能解除高糖毒性,保护胰岛功能,延缓糖尿病并发症的发生。

(2) 改变生活方式:糖尿病健康饮食(优化饮食结构、减少饱和脂肪酸和胆固醇的摄入、限制食盐的摄入、限制饮酒等),规律运动(建议中等量有氧运动、每周 4 次以上、累计锻炼时间至少150 分钟),严格戒烟,控制体重,缓解心理压力,保持心理平衡。

(3) 药物治疗:当患者调整饮食及运动方式后,血脂水平仍高于正常,再考虑选择降脂药物治疗。目前,调脂药物种类有他汀类、贝特类、烟酸及其衍生物、胆酸螯合剂等。其中,降胆固醇效果最理想的是他汀类药物,在临床上得到了广泛应用,能有效降低心脑血管疾病的风险。糖尿病患者低密度脂蛋白(LDL)颗粒比非糖尿病患者的更小、更易被氧化,更易钻入血管壁沉积成斑块。所以,糖尿病患者更要关注血脂的调控。此外,他汀类调脂药不但可以降低 LDLC,还能稳定血管壁上已形成的斑块,预防或减少斑块破裂,从而在一定程度上减少急性心肌梗死、脑卒中、猝死等事件的发生。如果甘油三酯高于 4.5 mmol/L(400 mg/dl),就必须首先使用降低甘油三酯的药物(如贝特类)治疗,以避免发生胰腺炎。

糖尿病性脂肪肝患者该怎么吃

1. "宜"

(1) 形成有规律的饮食习惯,做到定时定量、细嚼慢咽、粗细粮搭配。

(2) 清淡饮食,增加膳食纤维的摄入量,以每天食用新鲜绿色蔬菜 500 g 左右为宜。膳食纤维可促进肠道蠕动,有利于排

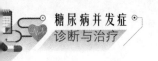

便;可增加粪便中胆盐的排出,降低血脂和胆固醇;可降低糖尿病患者空腹血糖水平;还可增加饱腹感,有利于患者接受饮食管理。

(3) 食用富含必需氨基酸的动物蛋白,如鱼类、瘦肉、牛奶和鸡蛋清等,但不要过量。

(4) 适量摄入植物油类,以多单不饱和脂肪酸食物(如橄榄油、菜籽油和茶油)为佳,总量不超过 20 g。脂肪是人体健康所必需的,脂肪肝患者仍要摄入适量的脂肪。

(5) 吃富含维生素 E 及微量元素硒的食物(如瘦肉、蛋类及海产品等)。微量元素硒与维生素 E 联用,有调节血脂代谢、阻止脂肪肝形成及提高机体氧化能力的作用,对血脂紊乱也有一定的防治作用。

(6) 充分合理饮水。平均每 3 小时应摄入 300～500 mg。不要一次饮水过多,以免给心脏、消化道和肾脏带来负担。睡前、夜间及晨起后饮水,则可降低血液黏稠度,减少心脑血管事件的发生。饮用水的最佳选择是白开水、矿泉水、净化水及清淡的绿茶、菊花茶等。

2. "忌"

(1) 过量摄食、暴饮暴食、随意摄取零食以及过分追求高营养和调味浓的食物,晚饭应少吃,临睡前切忌加餐,以免体内脂肪过度蓄积,加重肝脏的负担。

(2) 过咸,以免水钠潴留、体重增加。一般每天食盐摄入量以 3～5 g 为宜。

(3) 高动物脂肪、高胆固醇饮食。必须控制胆固醇的摄入量,但也不可过低。忌吃动物内脏(如动物的肝、肾等)、鸡皮、肥肉及鱼子、蟹黄等。

(4) 油炸、煎烤食物,如猪排、牛排、羊肉串、炸花生等,经煎烤、油炸后,产生丙烯醛,经血液循环至肝脏,会损害肝细胞。

(5) 用各种饮料代替饮水。

(6) 忌吸烟,因为香烟中的尼古丁等有害物质不但会损害肝脏,还会对微循环、呼吸系统等有害。

糖尿病性脂肪肝患者如何选择药物

对于 2 型糖尿病患者,当饮食、锻炼和控制血糖治疗 3～6 个月后,血脂仍未达到理想水平时,就应进行药物降脂治疗。

要预防大血管并发症,首先应控制胆固醇,降脂药物首选他汀类降脂药物。如果甘油三酯重度升高,也可以选择贝特类药物,在服用期间,注意检查安全性指标,如肝脏转氨酶及肌酸激酶。

近年来小檗碱(黄连素)调节代谢的作用也得到了广泛重视,主要作用途径为改善肠道菌群、增强胰岛素敏感性和改善炎症。由于其临床的安全性高而常被选用于治疗脂肪肝及相关代谢紊乱。

二肽基肽酶 4 抑制剂(dipeptidase 4 in hibitor, DPP-4 抑制剂)及兼有减重作用的 GLP-1 激动剂在治疗脂肪肝方面也显示出一定的优势。DPP-4 可明显减轻糖尿病患者的肝脂肪沉积并

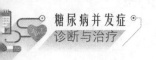
改善脂代谢状况,而 GLP-1 激动剂既可减轻患者体重,也可以改善患者的脂肪分布和炎症状态。

维生素 E 是美国临床内分泌医师学会推荐的治疗脂肪肝的药物之一,具有抗氧化应激和保护血管的作用,但在临床实践中其作用有限。

在调脂方面,中药也可以选择。建议根据疾病活动度和病期以及药物效能和价格,合理选用多烯磷脂酰胆碱、水飞蓟宾(宾)、甘草酸制剂、双环醇、熊去氧胆酸、S-腺苷蛋氨酸和还原型谷胱甘肽等 1～2 种中西药物,疗程通常需要 6～12 个月。

保肝抗炎药物在非酒精性脂肪肝防治中的作用和地位至今仍有争论,目前并无足够证据推荐常规使用这类药物。在基础治疗的前提下,保肝抗炎药物可作为辅助治疗。

糖尿病性脂肪肝的患者治疗应注意哪些方面

脂肪肝的治疗措施主要是改变生活方式、控制体重、药物调脂,那么患者需要注意些什么呢?

(1) 建议患者每半年测量体重、腰围、血压、肝功能、血脂和血糖、糖化血红蛋白、血胰岛素水平,每年做包括肝脏、胆囊和脾脏在内的上腹部超声检查。

(2) 建议低糖低脂的平衡膳食,减少含蔗糖饮料、饱和脂肪和反式脂肪的摄入,并增加膳食纤维含量。

(3) 糖尿病患者要尽量避免空腹运动,建议饭后进行中量有氧运动,每周 4 次以上、累计锻炼时间至少 150 分钟。

(4) 应避免体重短时间内急剧下降。

(5) 可在中医指导下选择服用中药调理。

(6) 严禁过量饮酒。

(7) 不可随意自行停用降脂药,要长期坚持控制血脂达标。血脂紊乱是一种慢性代谢异常,如果停药,多数患者的血脂尤其是胆固醇水平在1~2周后又会升到治疗前水平。降胆固醇治疗的目的是防止心脑血管疾病,而他汀类药物只有长期服用才能达到这一目的。服药期间定期复诊。在开始服用他汀类药物后4~6周,要复查血胆固醇,调整用药。胆固醇水平正常后,要坚持服药,定期复查(一般为 6~12 个月复查 1 次)。同时,在服用他汀类和贝特类药物期间需要定期检测肝功能。再者,患者在服药期间如有肌肉疼痛和肌肉无力等症状需要立即就诊,以排除横纹肌溶解症的不良反应。

糖尿病合并冠心病

如何理解"糖尿病是冠心病等危症"

多项研究提示，被确诊为糖尿病的患者，预计今后面临的危险与有心肌梗死史者相当。所谓"冠心病等危症"，是指无冠心病者在 10 年内发生主要心血管事件、心肌梗死或心脏性猝死的绝对风险与已有冠心病患者相同。换句话说，糖尿病患者由于糖代谢或同时存在的多种代谢紊乱情况，极易对血管造成损伤，其中就包括冠心病。

调查显示，糖尿病患者患心血管疾病的危险是无糖尿病者的 2～4 倍；无心肌梗死史的糖尿病患者，在未来 8～10 年发生心肌梗死的危险为 20%，与已患心肌梗死的患者再发心肌梗死的危险相等；而已患心肌梗死的糖尿病患者，未来再发心肌梗死的危险超过 40%。

引发糖尿病合并冠心病有哪些危险因素

(1) 食盐：有研究显示，过多摄入钠盐可影响机体中血管功能，增加高血压发病率，而高血压是冠心病的主要发病因素。建议每日食盐摄入量应以少于 6 g 为宜。

（2）动物性食物（红肉为主）：有研究显示，红肉的摄入量与罹患 2 型糖尿病的风险明显相关，且糖尿病患者过多摄入荤食可增加血脂水平，从而增加心血管疾病发病率。建议每周红肉摄入量应以不超过 500 g 为宜，最好减少红肉（哺乳动物肉）比例，以鱼类禽类为主。

（3）营养：机体在日常饮食中摄入营养平衡，能提高抵抗力，降低糖尿病患者相关并发症的发生率。

（4）作息时间：如果作息时间不规律，机体无法获得充足休息，抵抗力及免疫力显著降低，为糖尿病并发症发生创造了条件。

（5）运动：适当运动可显著增强机体抵抗力，降低糖尿病并发症发生率。适宜的运动项目包括慢走、慢跑、游泳、太极拳等，每次运动时间应以不少于 30 分钟为宜。

（6）吸烟：若患者长期暴露于一氧化碳或尼古丁中，将增大低氧血症发生率，增加糖尿病患者并发冠心病概率。

（7）家人监督：越来越多的研究显示负面情绪可能导致疾病发生与发展，2 型糖尿病患者在日常生活、饮食、用药治疗等方面获得家人监督，可使其感受到周围关心及爱护，提高患者治疗积极性及依从性，降低糖尿病并发症的发生率。

糖尿病合并冠心病有多严重

糖尿病、冠心病都是威胁生命健康的严重疾病。来自中华

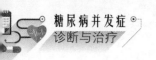
医学会糖尿病学分会 2014 年的报告表明,60％～75％的糖尿病患者死于冠心病。因此,毫不夸张地说,冠心病是糖尿病患者的主要死因之一,甚至是最主要的死因。因此糖尿病患者如果合并冠心病,无疑具有"双重危险",更应该积极采取措施,降低心血管事件的风险。

糖尿病对冠状动脉有何影响

糖尿病是一种全身慢性进行性内分泌代谢性疾病。患病后会导致人体内糖、脂肪、蛋白质、水及电解质等的代谢紊乱,以高血糖为主要特征,而血液中长期持续性的高血糖、高血脂会对动脉血管的内皮细胞以及连接细胞的介质造成"侵蚀",致使血管内皮细胞坏死脱落,细胞间的联结被破坏,血管内皮也就变得不再光滑平整。血液中的血脂、血小板等物质会凝结集聚在内皮受损的部位上,变成附着在血管壁上的斑块,使动脉血管变硬,并且越来越狭窄,导致冠状动脉受损,最后的结果就是危及生命的心梗。

糖尿病合并冠心病的患者症状有何特点

糖尿病合并冠心病的患者,理论上可出现一般冠心病患者的一切症状。但突出特点在于其临床症状常常不明显或不典型,甚至被误诊。

(1) 症状的不典型:心肌梗死患者可能不出现明显剧烈的胸痛,仅仅表现为胸闷;严重心律失常的患者,可能也不能表现出明显心悸等症状,而仅仅是疾病发展到严重程度,才爆发出一系列严重临床症状,耽误抢救时机,危及患者生命。有些糖尿病患者的发病为隐匿性,虽然没有症状,但发作起来却是致命性的。

(2) 部位的不典型:心脏疾病可能首先感觉到其他相关部位的不适,如仅有上腹部不适的心肌梗死;也可能会出现部位不明确,如遍及整个前胸或上半身的不适感等。这一特点,可能与糖尿病损伤神经系统或末梢血管,导致患者感觉迟钝即神经反应性较差有关,为临床上诊断、发现和及时治疗相关疾病造成了许多困难。

(3) 检查结果不典型:糖尿病合并心梗,心电图可以不出现典型的 ST 段抬高和 T 波的改变,不仔细分析甚至会造成误诊。

因此,糖尿病合并冠心病的临床症状常较为隐匿,不利于早期发现和及时处理,这就要求患者和医生不要忽视相关症状,应及时就医及检查,避免严重事件的发生。

糖尿病患者如何预防合并冠心病

心血管事件是糖尿病最常见的死因,那么,在疾病早期对冠心病的发生进行预防,就是糖尿病治疗领域不可忽视的重要

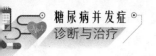
部分。

(1) 强调严格控制血糖,做到控制糖化血红蛋白<7.0%,空腹血糖 3.9~7.2 mmol/L,随机血糖不超过 10.0 mmol/L。

(2) 控制血压在 140/80 mmHg 以下,及时纠正脂质紊乱,限制饮食总热量,少吃动物脂肪及含胆固醇高的食物,如动物内脏、鱼子、蛋黄等。定期测量体重、腰围、血糖、血压、血脂、心电图。

(3) 有体位性低血压的患者,注意在起床或起立时要缓慢进行,以防止血压突然下降而导致晕厥。

(4) 适当进行体育活动,可改善糖耐量和脂肪代谢紊乱,还有助于减肥。但应该注意,对于糖尿病患者,要尽量避免空腹运动,最好在饭后进行适当有氧运动,可采取步行、太极拳、慢跑、保健操等。运动疗法适用于轻中度的 2 型糖尿病患者,当合并心功能不全、心律失常且活动后加重时应禁止运动。

(5) 生活规律,戒烟限酒,情绪平稳。不规律的生活常常造成血糖的难以控制,且会加重心血管系统负担;吸烟对心血管损害巨大,应严格戒除;啤酒应尽量少喝,适量饮酒可保护血管,主要以红酒及黄酒为宜,量不宜大。调整心态,保持乐观、豁达、开朗,因为烦躁易怒或悲观厌世均可以导致血糖升高,更容易诱发心血管事件。

(6) 当出现心绞痛、心肌梗死、心律失常及心力衰竭时,应积极就医。

糖尿病合并冠心病患者饮食原则是什么

糖尿病患者要遵循的饮食原则:膳食规律,饮食结构合理(以碳水化合物为主),控制总热量,低盐低脂饮食,补充膳食纤维、维生素及矿物质。一旦合并冠心病,在饮食方面更需要注意胆固醇的摄入量,应尽量避免进食高胆固醇食物。另外,充足的维生素和微量元素同样对合并冠心病的糖尿病患者有利。一些研究证实,某些食物中的生物活性成分对冠心病有益,比如洋葱、圆白菜、西兰花、大白菜等十字花科的蔬菜,它们均对控制血糖有利,可以在生活中适当多食用。

糖尿病合并冠心病患者如何治疗

糖尿病的基础治疗,应以生活方式的科学化为前提,除严格控制血糖外,还要积极地降压、调脂、抗凝,以最大限度延缓糖尿病患者发生冠心病。

(1)降血糖:对于糖尿病患者,控制血糖是一切的基础。第一,血糖水平总体上要正常,主要依赖于患者自己进行准确可靠的血糖监测,并将结果反馈给医生,及时调整适宜的治疗方案;第二,避免大的血糖波动,则要求患者有规律的生活习惯和饮食习惯,情绪平稳,才能保持规律的血糖水平,并给予相应治疗,保

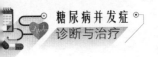
持血糖平稳。

(2)降血压:应将血压控制在 140/80 mmHg 以内。糖尿病患者降血压的首选药物是 ACEI 或 ARB 类。长期应用 ARB 治疗具有抗动脉粥样硬化的作用。

(3)调血脂:糖尿病患者应该与冠心病患者一样接受严格的调脂治疗,他汀类降脂药物是首选。

(4)减体重:对于肥胖的患者来说,减体重是降低心脑血管疾病风险的关键。减轻体重可以减轻脂肪的浸润,减轻各个脏器的负担,减轻体内的炎症反应,起到保护血管的作用。

(5)降低胰岛素抵抗:由于胰岛素抵抗是糖尿病和冠心病的共同致病因素,因此,选择降低胰岛素抵抗的降糖药物(如二甲双胍和胰岛素增敏剂)可起到更好的临床效果。

(6)积极使用阿司匹林:美国糖尿病学会(American Diabetes Association, ADA)推荐,对糖尿病合并有大血管并发症者采用阿司匹林 81～325 mg 每天,作为冠心病二级预防;对 40 岁以上伴有心血管高危因素的糖尿病患者也应用阿司匹林作为一级预防。

糖尿病与高血压

糖尿病与高血压两者有何关系

高血压是糖尿病常见的伴发病之一,糖尿病患者高血压的患病率为非糖尿病患者的两倍,糖尿病伴有高血压者更易发生心肌梗死、脑血管意外及末梢大血管病,并加速视网膜病变及肾脏病变的发生和发展。

一方面,糖尿病可诱发并加重高血压。糖尿病患者存在糖代谢紊乱,可加速肾动脉和全身小动脉硬化,使外周阻力增加,血压升高。同时,高血糖可使血容量增加,肾脏超负荷,水钠潴留,最终可引起血压升高。

另一方面,高血压又可加重糖尿病引起的损害,包括它对小血管和肾脏的影响,形成恶性循环。

因此,糖尿病与高血压密切相关,相互依存、相互促进,形成疾病不断加重的恶性循环,应当得到充分重视。

糖尿病合并高血压有何特点

糖尿病合并高血压,其临床表现较一般高血压而言有其特

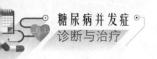

点,主要表现在糖尿病患者的血压波动较大且易发生体位性低血压。体位性低血压即由于体位的改变,如从平卧位突然转为直立,或长时间站立发生的脑供血不足引起的低血压。所以许多患者会出现"躺下高血压,站起来却低血压"的现象。如果根据平卧位血压给患者口服降压药物,患者站立时血压就会偏低,因而会感觉头晕、出汗,十分不舒服。另外,糖尿病的自主神经病变会影响心脏,让人心慌不止,即使休息也不能好转。也有的患者心脏跳动缓慢,爬楼梯或者运动后也不能加快。患者同样会感觉头晕、乏力。

糖尿病患者在高血压发生之后,血管损伤可能发展得更为迅速,病情更重,而且对于刺激性因素的耐受能力明显下降,容易发生各种急症,如脑出血、脑梗死、心肌梗死等,直接威胁生命。因此,糖尿病合并高血压比一般高血压更需要重视。

糖尿病合并高血压有什么危害

大多数早期高血压并没有明显的症状,患者往往容易忽略,但是高血压对身体的威胁很大,如果高血压没有得到治疗,3～5年就可能出现部分心、脑、肾等重要脏器的损害。糖尿病合并高血压的危害具体表现在以下几个方面。

(1)脑血管意外:脑梗最常见,其次为脑出血。

(2)冠心病及高血压性心脏病:临床上表现为心律失常、心肌肥大、心脏扩大、心力衰竭、心肌梗死、心源性休克而致死。糖尿病合并高血压可加重冠状动脉硬化的程度,使冠心病的发生率增高。

(3)糖尿病肾脏病变:肾脏的微血管受到损伤,晚期常可导致肾功能衰竭。此外,患者如果出现急剧发展的高血压,导致广泛的小动脉弥漫性硬化,可引发急性的肾功能衰竭,甚至尿毒症发生。

(4)眼底病变:糖尿病合并高血压,也会加重糖尿病视网膜病变,从而导致失明。

(5)周围动脉硬化及坏疽:糖尿病并发高血压患者周围动脉硬化及坏疽的发生率高于无高血压的糖尿病患者。

(6)进一步加重钠水潴留,脂类及糖的代谢异常,使血糖和血压更加难以控制。

糖尿病患者何时需要降压治疗

糖尿病患者必须坚持血压监测。由于糖尿病合并高血压的患者存在两种或两种以上的危险因素,其共同作用所造成的危害远比单一因素多,且高血糖和高血压在致病方面的协同作用,使其影响远远超过两种疾病的简单叠加,因此,对于合并有高血压的糖尿病患者,其血压控制更应严格。

血压持续超过 130/80 mmHg 但低于 140/90 mmHg 的糖尿病患者需先进行生活方式干预(如饮食运动、戒烟限盐、控制体

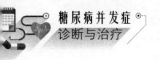
重、限酒、心理平衡等）；血压持续超过 140/90 mmHg 的糖尿病患者需要药物治疗，首选血管紧张素转化酶抑制剂（ACEI 类）和血管紧张素受体阻断剂（ARB 类）。糖尿病患者的血压控制宜＜140/80 mmHg。

值得注意的是，血压也并非越低越好。过低的血压和过低的血糖一样，可能诱发心血管急症，反而增加疾病风险，因此把血压控制在一个适当而平稳的范围更为重要。目前有研究表明，糖尿病患者的血压不宜低于 115/65 mmHg。

糖尿病合并高血压患者需达到哪些综合管理目标

糖尿病合并高血压的患者必须严格控制自己的血压、饮食、运动等，那么来看看到底需要达到哪些目标呢？

表 1　糖尿病合并高血压需管理目标

项　目		目　标
血　压		＜140/80 mmHg
盐摄入		＜5 g/d
体重指数（BMI）		＜24 kg/m²
腰　围	男　性	＜90 cm
	女　性	＜85 cm
运动（中等量）		每周 3～5 次，每次大约 30 分钟

项　　目		目　　标
膳　食	食用油	＜25 克/人/天
	动物性食品	50～100 克/人/天
	蔬　菜	400～500 克/人/天
	奶　类	250 克/人/天
饮　酒	白　酒	＜50 ml
	或葡萄酒	＜100 ml
	或啤酒	＜300 ml
吸　烟		0 支/人/天

说明:体重指数 BMI 等于身高平方(m^2)除以体重(kg)。

糖尿病合并高血压的误区知多少

误区之一:凭感觉估计血压高低。高血压病患者症状的轻重与血压高低程度不一定成正比,有些患者血压很高,却没有症状;相反,有些患者血压仅轻度升高,症状却很明显。这是每个人对血压升高的耐受性不同,加上脏器官损害程度与血压高低也不一定完全平等。因此,凭自我感觉来估计血压的高低,往往是错误的,也容易延误治疗。正确的做法是定期主动测量血压,每周至少测量两次。

误区之二:血压下降就停药。患者在应用降血压药物治疗一段时间后,血压降至正常,即自行停药;结果在不长时间后血压又

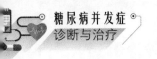

升高,还要再使用药物降压。这样不仅达不到治疗效果,而且由于血压较大幅度的波动,将会引起心、脑、肾发生严重的并发症。

误区之三:采用传统的服药方法。研究表明,高血压病患者的血压在清晨醒后变化最大,可以在数分钟之内上升 2～5 kPa,中午过后,血压会自行下降。这种血压变化规律致使患者容易在早晨发生脑出血、夜间发生脑缺血。传统的每日 3 次的服药方法常使清晨时的血压偏高,而下午和夜间血压偏低。新的服药方法是每天清晨醒后一次性服药,可有效地防止清晨醒后的血压剧烈变化,使血压处于比较平衡状态,因此效果较好。

误区之四:不根据自身情况,盲目降血压。60 岁以上的老年人均有不同程度的动脉硬化,因此略偏高的血压,有利于心、脑、肾等脏器的血液供应。如果不顾年龄及患者的具体情况,而一味要求降压到"正常"水平,势必影响上述脏器的功能,反而得不偿失。正确的做法是根据患者的年龄、脏器的功能情况,将血压降到适当的水平,特别是老年患者,不可过度降低血压。

糖尿病合并高血压患者需做"三种人"

1. 做老实人

高血压与糖尿病一样,企图短期内根治是不切实际的想法,严格遵从医嘱服药才是明智的选择。只有老老实实长期坚持服药,才能把血压控制到最佳水平,对各种器官的损害才能降到最低。

2. 做知情人

患者要对自己的病情及相关常识有一定程度的了解。除按要求降血压外,目前认为,更重要的是保护易被高血压损伤的靶器官,如心、脑、肾、眼底、周围动脉等。因此,在选择降压药时,除注意降压效果外,还需要考虑药物对上述靶器官保护作用的大小。

3. 做细心人

要知道,日常生活、饮食起居、情绪均可影响血压和药物的疗效。高血压患者要对生活细心,注意饮食起居,万事围着"有利于高血压的治疗"进行。

糖尿病合并高血压患者饮食的"宜"与"忌"

糖尿病合并高血压患者必须努力在饮食方面做到"四低一高"。所谓"四低"是指低热量、低糖、低脂肪和低钠饮食,"一高"是指高纤维。

"宜":宜吃高纤维食物、宜吃含糖量低的食物、宜吃含钙的食物,推荐食物如芹菜、冬瓜、荠菜、西葫芦、苦瓜、菠菜、油菜、木耳、香菇、海带、柚子、苹果、雪莲果、燕麦、麦片、玉米面等。

"忌":忌吃脂肪含量高的食物、忌吃胆固醇含量高的食物、忌吃含糖量高的食物。

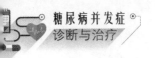
　　必须要提的是,因每天摄入的食盐量对人体血压的波动影响极大,糖尿病合并高血压患者每天摄入应不超过 6 g(低钠),而血压控制不佳者应以每天 3～4 g 为宜;可溶性植物纤维有利于改善血管壁的不良状态,抑制脂肪吸收和利用,建议每日摄入 500 g 左右的新鲜蔬菜。需要强调的是,长期饮酒易引起肥胖、脂肪肝和高甘油三酯血症,从而加重糖尿病和高血压,故严禁过量饮酒,同时避免空腹饮酒。

糖尿病合并高血压患者如何正确运动

　　1. 要根据血压情况

　　(1) 在血压比较高的情况下,应做散步、体操等轻度运动。

　　(2) 通过使用降压药,能将血压控制在理想水平(140/80 mmHg 以内)的糖尿病患者,可根据体能做稍强一些的运动,如快步走、游泳、持器械的运动(公园、小区内的健身器材)等。但活动后一定要监测血压,原则上运动中间发生的短期内血压升高,要求收缩压不超过 160 mmHg。

　　(3) 如果伴有偏瘫和骨关节疾病不能行走的患者,可以坐着做一些简单的器械运动。合并肾功能不全、血压又控制不太稳定的患者,可以散步或做简单的体操。

　　2. 运动中还有些小提示

　　(1) 散步不一定非要出门。比如在家里慢步走,看电视中间活动一下四肢关节,双手的张合、两足的前后移动均有益,甚至深呼吸等也可以算是一种简单的运动。

（2）少做倒走和蹲起运动。倒着走体位交换太猛烈，对患者不利，容易头晕引起误伤；而很多降压药有导致直立性低血压的作用，所以原则上不做蹲起运动。

（3）对合并有颈椎和腰椎疾病的患者，在做头部运动和腰部运动时，一定要有扶撑物，而且不要边扭边走，以免发生意外。

（4）运动和饮食一定要协调。很多糖尿病患者习惯于运动后加餐，从食物利用的角度看并不合理。实际上运动本身有降血糖的作用，科学的做法是加餐应在运动前或运动中。

糖尿病合并高血压患者药物治疗有何特点

糖尿病合并高血压患者应在医生指导下选择和调整降压药物，采取个体化用药；需要联合用药时应利用药物间的协同效应，采取多种药物小剂量联合用药为宜，避免一种药物大剂量长期使用。药物治疗必须注意以下几点。

（1）用药初始宜从小剂量开始，推荐2～3种药物联合治疗，这样既可增强降压作用，又可减少不良反应。

（2）尽可能选用每日1片的长效制剂，既可减少血压波动，又便于长期坚持治疗。

（3）谨慎使用对血糖有影响的药物，如利尿药物氢氯噻嗪（双氢克尿塞）可以使患者的血糖升高，β受体阻滞剂会掩盖低血糖的早期症状。

（4）糖尿病患者易发生体位性低血压,所以服用降压药后应注意缓慢变换体位,防止发生晕厥。

（5）要坚持不懈地进行科学的降压治疗,一旦确诊就必须坚持服药,不能自行停药。值得注意的是,不要被某些"说法""忽悠"。例如:某疗法可将高血压病、糖尿病彻底"除根""治愈",让它们与您"告别"等。

糖尿病合并脑血管病

糖尿病患者为何易引发脑血管病

流行病学调查显示,糖尿病患者发生脑血管病的危险是非糖尿病患者的4～10倍,其中85%为缺血性卒中,而脑出血的发生率与非糖尿病患者相似。检查发现,急性脑卒中患者中约43%伴有高血糖现象,其中11%在发病前已确诊为糖尿病,13%是以往漏诊的糖尿病。

糖尿病性脑血管病发生的危险因素如下。

(1)高血糖:可导致脑乳酸水平增高,使局部糖代谢降低,离子代谢紊乱和血脑屏障功能改变,对脑血管造成严重损害。

(2)高胰岛素血症:高胰岛素血症与高脂血症、动脉粥样硬化的发生密切相关。

(3)高血压:糖尿病患者常合并高血压,而高血压是脑血管病极其重要的危险因素。

(4)脂类代谢异常:糖尿病常伴有脂类代谢异常,表现为总胆固醇、甘油三酯、低密度脂蛋白升高,高密度脂蛋白下降,促进血管硬化。

(5)高凝状态:高血糖可增加血液黏稠度,使血小板黏附和聚集增加,红细胞变形能力和纤溶活性下降,血管内皮细胞损

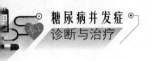

伤。这些改变影响血液流变学,促进血栓形成。

糖尿病患者易出现哪些脑血管疾病

糖尿病患者可合并各种脑血管病变,常见的有慢性的脑供血不足和急性发作的脑血管意外。

脑供血不足常因糖尿病及合并的各种其他代谢异常形成动脉粥样硬化斑块所引起。常见的影响部位有椎基底动脉和颈动脉,血管管腔狭窄造成脑部血流减少,容易出现头晕症状;部分微小血管的闭塞也可导致局部的腔隙性脑梗死。

急性发作的脑血管意外包括脑梗死和脑出血。脑梗死通常发生在睡眠后安静状态下,发病前无预兆,也可出现短暂的脑缺血症状,如头晕、头痛、意识模糊、昏迷、突然跌倒、短时间失语、肢体发麻和沉重感等。往往在早晨起床时突然觉得半身不听使唤,神志多清醒,脉搏和呼吸明显改变,逐渐发展成偏瘫、单瘫、失语和偏盲。脑出血多发生在情绪激动、过量饮酒、过度劳累后,因血压突然升高导致脑血管破裂。患者突然晕倒后,出现昏迷、面色潮红、口眼㖞斜和两眼向出血侧凝视,对侧肢体瘫痪、握拳、牙关紧咬、鼾声大作,或面色苍白、手撒口张、大小便失禁;有时可出现呕吐,严重的可伴有胃出血,呕吐物为咖啡色。

糖尿病合并脑血管病有什么特点

（1）糖尿病(主要是 2 型糖尿病)伴脑血管病的发病率高,较正常人高 3～5 倍,约占糖尿病患者的 1/3。

（2）糖尿病患者合并脑血管病的年龄,一般较非糖尿病患者提前 5 年左右。

（3）糖尿病患者合并脑血管病易反复发作,大大增加了其病死率。

（4）糖尿病患者合并脑血管病多为缺血性,其中多发生腔隙性脑梗死,可反复梗死出现脑软化、脑萎缩,而最终导致老年痴呆,大大降低了生存质量。

糖尿病合并脑血管病早期有哪些表现

（1）单眼或双眼短暂性发黑或视物模糊。

（2）视物模糊、复视或伴有眩晕。

（3）活动受限或伴有肢体无力。

（4）说话口齿不清楚。

（5）突然跌倒,或伴有短暂的意识丧失。

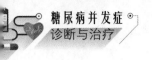

糖尿病患者如何预防脑血管病

（1）积极检测各项指标：包括血糖、血脂、血压、血黏度等，要做到以上指标长期稳定控制，避免血管损伤及病情发展。

（2）重视各种先兆症状：如发作性头晕、肢体麻木、性格反常、一侧肢体功能障碍等，都是脑血管病的先兆症状，一旦出现应及时就医，积极进行干预治疗。

（3）调整到健康的生活方式：除了控制饮食等基础，还应下决心戒烟、戒酒，注意情绪的平稳和避免剧烈运动。因为情绪的剧烈波动容易造成脑血管急剧收缩，重者就会导致脑血管破裂、脑出血的发生，而剧烈运动或体位的突然改变，也可能导致急骤的脑部供血不足或体循环血栓脱落，堵塞脑血管。

（4）服用药物：可加用改善脑循环、软化血管和抗血小板聚集的药物，以减少斑块形成及血管破裂的风险。

哪些糖尿病患者需要服用阿司匹林

2型糖尿病是心脑血管疾病的独立危险因素，与非糖尿病患者相比，糖尿病患者发生心脑血管疾病的风险大大增加。为了预防心血管疾病的发生，以下几种2型糖尿病患者建议在医生指导下定期服用阿司匹林。

（1）心血管风险高的糖尿病患者应服用小剂量阿司匹林。有心血管疾病家族史、高血压、吸烟、血脂异常、蛋白尿等状况，均是心血管疾病的危险因素。糖尿病男性患者年龄大于50岁、女性大于60岁合并上述这些危险因素的任何一种，最好在医生指导下服用小剂量的阿司匹林，预防心血管疾病的发生。

（2）中等心血管风险的糖尿病患者应全面筛查心血管情况，咨询内分泌医生是否需要服用阿司匹林。有1个或1个以上心血管疾病危险因素的中青年患者(男<50岁、女<60岁)，或者没有心血管疾病危险因素但年龄比较大的患者(男>50岁、女>60岁)，要定期筛查心血管健康情况，比如心电图、血压和血脂监测、运动负荷试验、冠状动脉造影等。同时要留意日常有无头痛、心绞痛、胸闷等心血管病相关症状，及时与内分泌科医生联系，咨询是否需要服用阿司匹林预防心血管病。

但药物使用的年龄有一定限制，不推荐21岁以下人群应用阿司匹林。目前尚缺乏30岁以下人群应用阿司匹林的研究资料。

除阿司匹林外，还有其他药物可用于糖尿病抗血小板治疗吗

除阿司匹林外，还有多种药物可用于抗血小板治疗，其他抗血小板药物可作为替代治疗药物用于以下几类高危患者，如阿

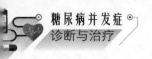
司匹林过敏、有出血倾向、接受抗凝治疗、近期胃肠道出血以及不能应用阿司匹林的活动性肝病患者。

根据 2013 年版《中国 2 型糖尿病防治指南》指出，氯吡格雷已被证实可降低糖尿病患者心血管事件的发生率，对于阿司匹林不能耐受的糖尿病患者，可以考虑用氯吡格雷代替。

糖尿病与肥胖

为什么现在肥胖患者越来越多

近年来,随着人们膳食结构显著改变,体力活动日渐减少,居民超重和肥胖的患病率呈现出快速增长的趋势。肥胖是高血压、糖尿病、心脑血管疾病、癌症等多种疾病的主要危险因素,给居民健康和社会经济带来了较重的负担。更令人不安的是,肥胖已呈现出低龄化、病态化的趋势,一些过去多发生在成人的疾病已在儿童中出现,如脂肪肝、糖尿病、高血压等,儿童 2 型糖尿病患者数量已经超过了 1 型糖尿病患者,这一切都与肥胖有直接联系。

肥胖已经成为一个严重的社会问题和公共健康问题。目前普遍的观点认为肥胖的发生是遗传、行为、环境等多种因素共同作用的结果,因摄入的能量大于消耗的能量,而造成能量过剩,促进了脂肪的累积。

导致肥胖患者增多的原因有如下几点。

(1) 生活水平提高,机体摄入能量过多(营养过剩)。20 世纪 80 年代以后出生的人,恐怕从没听说过"瓜菜代,两顿稀,一顿干"这样的说法。在他们脑海里留下深刻印象的食品,可能只有巧克力、麦当劳这类高能量食物。而一个汉堡包、一包炸薯条和

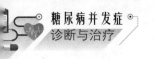

一杯奶昔加起来约含有 4 000 kJ(956 kcal)的能量,相当于一个正常成年人每天所需总能量的一半以上。随着生活水平的提高,顿顿有荤、天天有酒的生活,已成为大家生活的常态。生活品质的改善,稍有不慎,带来的就是营养过剩的弊端。

(2) 生活方式的改变,运动(活动)量减少。运动有助消耗脂肪,在日常生活之中,随着交通工具的发达、工作的机械化、家务量的减轻等,都使得人体消耗热量的机会减少;又因为摄取的能量并未减少甚至过剩,从而导致肥胖。而肥胖导致人们日常的活动趋于缓慢、慵懒,再次降低热量的消耗,恶性循环。宅男宅女的队伍也在不断增加,连吃饭都可快递到家,如不主动寻找运动的机会,势必会引起肥胖。

(3) 睡眠不足可使人发胖。由于生活节奏的加快,人们不断地忙于应付各种亟待解决的问题,久而久之,睡眠的时间就在无形中被慢慢地剥夺了。长期睡眠不足,可以影响人体生物钟的进食规律,也会降低血液中瘦素的含量。瘦素可以抑制食欲,同时也影响大脑对身体是否已经有足够食物的判断。人在睡着的时候,即便肚子饿了,也不会马上醒来去吃东西。但是熬夜的时候,则更容易感到饥饿,在不知不觉中就摄入了多余的热量。

(4) 心理的因素。为了解除心情上的烦恼、情绪上的不稳定、缓解工作中的压力,不少人会用"吃"来发泄,长此以往养成心情不好就诉诸饮食的习惯,这都是饮食过量而导致肥胖的原因。

(5) 食物中激素的影响。由于食物链的影响,食品中可能有残存的激素进入人体,可使内分泌平衡受到影响,让脂肪更容易在人体内积累。

(6) 常年使用空调。现在人们的生活越来越舒适,夏天、冬天都有空调调温,一年四季处于恒温之中,机体的热量消耗明显减少。再加上舒服的室内环境影响人们外出锻炼的积极性,增加了肥胖的机会。

(7) 遗传因素。肥胖是由多基因遗传所致,父母的体质遗传给子女时,由多个遗传因子来决定子女的体质,所以称为多基因遗传。父母中有一人肥胖,则子女有40%肥胖的概率,如果父母双方皆肥胖,子女肥胖的概率则升高至70%~80%。

肥胖的诊断标准有哪些

目前肥胖的诊断标准有很多,但却没有统一的标准,比较常用的有世界卫生组织(WHO)肥胖诊断标准、亚太地区肥胖诊断标准,以及针对儿童的诊断标准。由于不同地区的人种不同,身高及体质的差异,不同的诊断标准之间略有差异。

(1) WHO肥胖诊断标准:使用体重指数(body mass index, BMI)来作为衡量一个人是否肥胖的指标,BMI=体重(kg)/身高(m)^2。中国人群BMI≥24定义为超重,BMI≥28定义为肥胖。

(2) 亚洲标准:亚洲人体型偏小,BMI在18.5~22.9时为正常水平,BMI>23为超重,BMI>25为肥胖。

(3) NICE儿童青少年与成人中超重和肥胖的识别、评估与管理指南:在2014年版指南中定义健康体重的BMI范围为18.5~

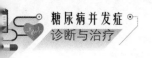
24.9，25～29.9 为超重，肥胖的切点则为 30，30～34.9 为Ⅰ度肥胖，35～39.9 为Ⅱ度肥胖，BMI＞40 为Ⅲ度肥胖。对于 BMI＜35 的成人来说，除了 BMI 外，指南定义：在男性中，小于 94 cm 为低腰围，94～102 cm 为高腰围，102 cm 以上为超高腰围；对于女性，上述界定值分别为＜80 cm、80～88 cm 和＞88 cm。

很多国家通过大规模的流行病学调查和实地测量，计算出不同性别、不同年龄及不同身高的理想体重表，建立这样的表对判断一个人是否真的肥胖比用公式计算要更接近实际，但我国目前尚无这样的理想体重表。

在判断自己是否肥胖时，有些事项应予注意，即有些人骨骼比较粗重或肌肉比较发达，按公式计算可能或已达肥胖标准，但实际体内脂肪含量并不高。另外，脂肪分布有时并不平均，如有一种被称为是"库欣综合征"的肥胖，这种患者多表现为躯干部，包括肚子、脸部及胸背部等脂肪多而四肢较细，这类人群体重指数不一定很高，二头肌及三头肌皮肤褶厚度也不一定超过正常。因此针对具体的情况要区别对待。

肥胖有哪些分类

肥胖的病因非常复杂，除了人们熟悉并且十分常见的饮食过多、运动过少外，还有其他多种因素共同参与，从而造成了肥胖，即产生肥胖的原因多种多样。根据肥胖的病因可分为单纯性肥胖（原发性肥胖）和继发性肥胖；根据脂肪积聚部位的不同可将肥胖的形态分为均匀性肥胖和腹型肥胖,也称为全身性肥胖和向心性肥胖;根据肥胖有无伴发疾病可分为良性肥胖和病态肥胖(也称为恶性肥胖);从肥胖的年龄来分还可以分为青少年肥胖、青春期肥胖、成年人肥胖。不同肥胖的发病原因不同,引起的后果也不同,治疗起来要区别对待,治疗效果也各有差异。

什么叫腹型肥胖

腹型肥胖又称中心性肥胖或苹果型肥胖,也就是我们常说的"啤酒肚""将军肚",在医学上称为内脏性肥胖,主要是腹部脂肪和内脏脂肪的增多,常见于中年男性和女性。由于这种肥胖的脂肪主要分布在内脏,因而这种肥胖的危害更大,可引起高血脂、高血压、糖尿病、冠心病等并发症,对于女性更容易引起内分泌紊乱,如月经失调和停经等。腹型肥胖是一种病态肥胖和需要迫切处理的肥胖,但往往因为这类肥胖的患者年龄偏大,无形象的需求而加以忽视。长期的腹型肥胖常常引起严重的健康问题。

腹型肥胖的判定标准是什么

根据不同的判定方法,肥胖的判定标准也不同。目前认为

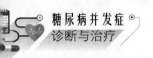

腰围＞90 cm(男)或 80 cm(女),前后高(腹部最高处与背部的垂直距离)＞25 cm,腰臀比(腰围/臀围)＞0.9(男)或 0.8(女),就可以诊断为腹型肥胖了。再根据计算机 X 线断层摄影术(CT)测得内脏脂肪面积(V)/皮下脂肪面积(S)将腹型肥胖分为内脏脂肪型肥胖(V/S≥0.4)和皮下脂肪型肥胖(V/S＜0.4)。超声波法也可以测定脂肪分布,测得腹壁脂肪指数(abdominal wall fat index, AFI)与 CT 求得的 V/S 相关;男性 AFI 在 1.0 以上,女性在 0.7 以上即可判定为内脏脂肪型肥胖。

为什么肥胖患者容易得糖尿病

肥胖患者中有 40％以上可发展为糖尿病,体重指数(BMI)越大即超重越多,糖尿病发病率也越高。中度肥胖者糖尿病患病率为正常体重者的 4 倍,重度肥胖者则为其 21 倍。而且肥胖时间越长,糖尿病的发病率也越高:肥胖 10 年以上者,糖尿病发病率可达到 25％;肥胖 20 年以上者,糖尿病发病率达到 40％。

体重指数与 2 型糖尿病之间的相关性是毋庸置疑的。那么,肥胖患者为什么容易得糖尿病呢? 其根源在于胰岛素抵抗。大量的流行病学调查表明,肥胖者存在着明显的胰岛素抵抗,其标志为代偿性的高胰岛素血症,而体重减轻后,机体胰岛素敏感性可以改善。

当然,仅以体重指数作为肥胖的参考指征也是不够的,因为脂肪组织的分布对其代谢起着决定作用。有研究表明,腹型肥胖者内脏脂肪堆积与胰岛素抵抗关系更为密切。有报道称,影响老年人胰岛素敏感性的多种因素中,腹内脂肪因素占51%,而年龄因素仅占1%。

人体不同部位脂肪组织的脂肪分解速度不一,周围皮下脂肪最快,腹部皮下脂肪次之,腹内脂肪最快。腹型肥胖形成后,大量的游离脂肪酸和甘油进入肝脏,多方面影响机体物质代谢,构成了2型糖尿病的风险因素。

如何对肥胖的2型糖尿病患者进行临床治疗

对于肥胖伴2型糖尿病患者的治疗,也应从饮食和运动入手。

首先是饮食。饮食疗法是2型糖尿病的一项基本治疗措施,适当节制饮食可减轻β细胞负担,有利于糖尿病的控制。饮食疗法的主要原则是限制总热量摄入,各营养素分配比例为"二高"(高碳水化合物、高粗纤维)、"四低"(低糖、低盐、低脂、低胆固醇)、"一平"(蛋白质)。

其次是运动。它是2型糖尿病的一项重要治疗措施,适度的体力活动可增加能量消耗,减轻患者体重特别是腹部、躯干的脂肪聚积,增加肌肉和脂肪对葡萄糖的利用,减少肝糖原分解从而降低血糖,增加胰岛素的敏感性。2型糖尿病患者的死亡和致残大多数是因动脉硬化所致冠心病、脑卒中(中风)和周围血管病变,而有规律的运动对冠心病的危险因素有防护作用,可改善的

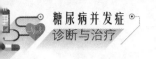
因素有血浆脂蛋白水平、高胰岛素血症、高血糖、某些凝血因子参数和血压。

但2型糖尿病患者运动时有一些潜在的危险性。当胰岛素分泌严重不足时，运动可使高血糖加重，易引起酮症，而对于正在使用胰岛素或磺脲类药物治疗的患者则易引起低血糖。当患有微血管病变时，运动能使血管扩张力降低，毛细血管通透性增加，易产生蛋白尿。过度运动可使血压上升，增加视网膜出血的危险性。

因此运动疗法必须按病情而定，此法对那些超重的2型糖尿病患者最有效，而对于血糖太高、胰岛素用量太大、有酮症、有严重心和肾并发症，以及高血压或伴发热、严重感染、活动性肺结核的患者，运动方式和程度都应酌情考虑。

此外，肥胖者因体重超重过多时，在运动中关节承受的压力大、移动困难、不稳定性及对热的耐受差等原因使运动受限。因此，对肥胖者参加运动的内容、方式及运动量掌握等方面须个别对待，注意保护肥胖患者的膝关节。如无禁忌证，运动形式可根据患者的意愿做出决定，如散步、游泳、健身操、太极拳等，每次运动时间应持续20～30分钟，每周至少运动3天为佳。

为避免运动时发生不可控制的低血糖危险，2型糖尿病患者应做到能认识低血糖反应的早期表现，随身携带葡萄糖片或高碳水化合物饮料，避免脱水并佩戴能表明其糖尿病患者身份的胸章、卡片或手镯。另外，不建议晨起重度运动。

糖尿病患者都会瘦么

众所周知,糖尿病的典型症状虽然是多饮、多食、多尿和消瘦,但并不是所有的患者都会出现这些症状,部分患者是在出现了一些慢性并发症之后才被发现患有糖尿病的。

还有一部分糖尿病患者并不会出现消瘦,而是伴有肥胖。研究表明,肥胖与糖尿病尤其是 2 型糖尿病常合并存在,糖尿病患者中肥胖占 60％,而肥胖患者中有 40％以上可发展为糖尿病。体重指数(BMI)越高即超重越多,糖尿病发病率也越高,中度肥胖者糖尿病患病率为正常体重者的 4 倍,重度肥胖者则为其 21 倍。而且肥胖时间越长,糖尿病的发病率越高,肥胖 10 年以上,糖尿病发病率可达到 25％;肥胖 20 年以上,糖尿病发病率可达到 40％。

肥胖与糖尿病的联系纽带就是胰岛素抵抗。在肥胖患者中,50％以上存在胰岛素抵抗,而在胰岛素抵抗的患者中,70％以上会发展为糖尿病。减重治疗可以很好地改善胰岛素抵抗状态,如果体重恢复正常,胰岛素水平可以减少 1 倍,说明患者的胰岛素抵抗状态可以通过减轻体重得到改善,患者积极加强体育锻炼,减轻体重,可以增强胰岛素的敏感性。

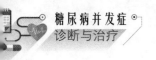
肥胖就只是胖么

　　世界卫生组织已把肥胖定义为影响公众健康的严重社会问题,并将其列入流行病学范畴。肥胖的发生、发展可引起一系列的问题,通俗地讲,肥胖是一个不健康的土壤,滋生了许多危害人类健康、影响人们生活质量的疾病。

　　(1) 高脂血症:肥胖和高脂血症两者常常相互依存,在肥胖人群中高脂血症可达到40%,而在重度肥胖患者中,则达到70%以上。而且肥胖人群冠心病和脑血管疾病发病率较高,心肌梗死及心肌梗死后的病死率也远远高于正常人。

　　(2) 糖尿病:胰岛素抵抗是肥胖与糖尿病的联系纽带,在肥胖患者中,胰岛素抵抗占50%以上,而在胰岛素抵抗的患者中,70%以上会发展为糖尿病。减重治疗可以很好地改善胰岛素抵抗状态,如果体重恢复正常,胰岛素水平可以减少1倍,说明患者的胰岛素抵抗状态可以通过减轻体重得到改善。

　　(3) 高血压:肥胖、高血压、糖尿病、高血脂已成为危害当今人类健康的四大杀手,也有人称其为"死亡四重奏"。在肥胖人群中,高血压的发病率是正常体重人群中的2倍;在重度肥胖人群中,高血压的发病率是正常体重人群的5倍。肥胖人群中高血压的发病时间也有提前的现象,甚至在重度肥胖儿童中也会出现高血压,而且肥胖高血压人群的高血压相对难以控制,从用药剂量和数量上都要高于正常人群,高血压、心脏病、心肌梗死的发病率和病死率都随之升高。

（4）脂肪肝：据统计，肥胖患者的脂肪肝发病率已达到了30％，在伴有高脂血症的肥胖患者中，脂肪肝的发病率达到了50％以上。脂肪肝的形成加重了肝功能的损害，引起高脂血症、胆囊炎、性功能障碍等疾病的发生。所以再次提醒大家，脂肪肝也是一种疾病，要进行积极治疗，如任其长期发展下去，会出现肝硬化，甚至肝功能衰竭。

（5）睡眠呼吸暂停综合征：也是肥胖病患者常见的一种并发症，是指睡眠时呼吸间隔超过10秒以上，打鼾与呼吸暂停交替出现，有时呼吸暂停时间可达到2～3分钟，每夜发作数次。呼吸暂停综合征可由多种因素引起，但大多与肥胖有关，60％以上的肥胖患者患有不同程度的呼吸暂停综合征，而且体重指数越大，病情越严重，而且半数以上的肥胖人群夜间伴有习惯性的打鼾。

（6）内分泌紊乱：肥胖对男性性功能、内分泌激素及女性激素等也有影响。肥胖在儿童期就可以影响到儿童的性发育；中年肥胖男性也可以出现女性化，勃起功能障碍；脂肪含量的增加，会导致女性的月经失调、不排卵，导致不育。肥胖伴停经在年轻女性中最常见的为多囊卵巢综合征和高泌乳素血症，如出现泌乳、头痛、胸闷等症状，应及时检查和治疗。

（7）黑棘皮病：有些肥胖患者在颈部、腋下等皮肤皱褶处会出现色素沉着、角质增多，严重时有天鹅绒状的突起，令人总有一种洗不干净的感觉，这就是通常所说的黑棘皮病。黑棘皮病的出现是病理的信号，与高胰岛素血症有关，继续发展会出现2

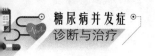

型糖尿病、高血压以及脂质代谢紊乱等。

(8) 皮质醇增多：还有部分肥胖患者在腹部两侧、大腿内侧有时可见呈梭形、淡紫红色条纹，有的还会伴随"满月脸""水牛背""将军肚"等症状的出现。这说明患者已经出现了皮质醇增多，发展下去会引起骨质疏松、高血压、低钾等。

糖尿病酮症酸中毒

什么是酮体

酮体是脂肪在肝脏氧化分解时特有的中间产物,是肝脏输出能源的一种形式,包括乙酰乙酸、β羟丁酸和丙酮3种物质。酮体是肌肉以及脑组织的重要能量来源,长期饥饿、糖供应不足时,酮体可以替代葡萄糖成为脑和肌肉的主要能源。正常情况下,血中仅含有少量的酮体,为 0.03～0.5 mmol/L(0.3～5 mg/dl)。如果超过这个范围,就称为酮症。而酮体中的乙酰乙酸和β羟丁酸均为酸性物质,大量蓄积会消耗体内过多的碱性物质,这样就发生了酮症酸中毒。

什么是糖尿病酮症酸中毒

糖尿病酮症酸中毒是一种危及生命的病症,是最常见的糖尿病急症,糖尿病酮症酸中毒的发生和糖尿病的类型有关。1型糖尿病患者体内缺乏胰岛素,所以1型糖尿病患者很容易发生酮症酸中毒,但是2型糖尿病在某些诱因下也可以发生酮症酸中毒。在血液中由于胰岛素的缺乏、升高血糖的激素太多时,没有

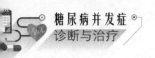

足够的胰岛素来帮助葡萄糖进入细胞产生能量,我们的身体也不能利用血液中的葡萄糖作为能量,身体只能开始分解脂肪和蛋白质产生热量,而造成酸中毒的酮体就是脂肪分解产生的。过多的酮体可以在体内蓄积,造成血液中酮体增多,尿中酮体排出也增加。而酮体是酸性物质,在血液中过度蓄积,将消耗体内的碱性物质,导致酸中毒,从而引起呼吸困难、休克、肺炎、癫痫、昏迷甚至死亡。糖尿病酮症酸中毒的病死率与年龄有关,一般情况下为2%～10%,年轻人相对较低为2%～4%,而65岁以上的老年人则超过20%,所以应该高度重视。

糖尿病酮症酸中毒有哪些表现

酮症酸中毒按其程度可分为轻度、中度及重度。发生酮症时,多数患者早期表现为糖尿病症状(多尿、口干、多饮、乏力)加重,或第一次出现这些症状(以前无明显的症状)。如果不及时治疗,病情继续恶化,2～4天后出现食欲减退、恶心、呕吐,乃至不能进食进水。少数患者尤其是1型糖尿病患儿可有广泛性急性腹痛,伴腹肌紧张及肠鸣音减弱而易误诊为急腹症,常伴有头痛、烦躁、嗜睡等表现,而且呼吸变得很快、呼出的气体带有烂苹果味道。若病情进一步地发展,将出现严重失水状态,尿量开始减少、皮肤变得干燥、眼球及两颊下陷、舌干而红、心跳加快、血压下降,四肢皮肤发冷,最后发展到昏迷状态。

导致糖尿病酮症酸中毒的诱因有哪些

1型糖尿病主要是由于胰岛素中断或不足,或者是胰岛素失效;而2型糖尿病可在多种应激作用下,胰岛素相对不足就显得更为突出。总之,任何能引起体内胰岛素严重的绝对或相对缺乏的因素,都可能引起酮症酸中毒的发生,常见的诱因如下。

(1) 急性感染:这是糖尿病酮症酸中毒最常见的诱因。常见有急性上呼吸道感染,肺炎,化脓性皮肤感染,胃肠道感染(如急性胃肠炎、急性胰腺炎、胆囊炎、胆管炎、腹膜炎等)。

(2) 胰岛素严重不足:依靠注射胰岛素控制血糖的糖尿病患者,如果突然减少胰岛素的剂量或中止胰岛素治疗,导致血糖明显升高,很容易导致酮症酸中毒的发生;非胰岛素依赖型糖尿病患者,当病情较重或未能控制,胰岛β细胞功能衰竭较严重,或对胰岛素产生抵抗时亦可发生,如反复发生,要及早开始胰岛素治疗。

(3) 饮食不当:不论进食过多或者过少[若过于限制碳水化合物(每日主食<100 g)],都容易导致酮症酸中毒的发生。而过多进食含糖和脂肪的食物或者大量饮酒亦是糖尿病酮症酸中毒的常见诱发因素。

(4) 胃肠道疾病:各种原因引起的呕吐、腹泻等均可诱发糖尿病酮症酸中毒。

(5) 外伤、手术、麻醉、分娩、精神紧张等各种应激状态可导

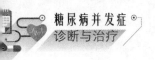

致升高血糖的激素分泌增加,容易诱发糖尿病酮症酸中毒。

（6）急性心肌梗死、心力衰竭、脑出血、脑梗死、甲状腺功能亢进等疾病亦可诱发糖尿病患者发生酮症酸中毒,使原有的疾病加重。

（7）对于妊娠期的糖尿病患者,由于妊娠反应而经常呕吐,易诱发酮症酸中毒。

（8）糖尿病患者伴发肿瘤、结核等消耗性疾病时也很容易导致酮症酸中毒的发生。

（9）其他:继发性糖尿病应激或采用糖皮质激素治疗等加速脂肪分解时。

糖尿病酮症酸中毒有哪些征兆

糖尿病酮症酸中毒从开始发生到最严重的阶段一般为数天,只有少数年轻人可在发病后几小时即发生昏迷,有下列表现时患者应该注意考虑酮症酸中毒的可能。

（1）糖尿病症状加重:极度的口渴、多饮、多尿和消瘦。

（2）出现食欲不振、恶心及呕吐等(但常常没有腹泻),有时可出现腹痛,以小儿多见,容易误诊为急腹症。

（3）呼吸深长,呼出的气体中有烂苹果气味。

（4）极度乏力,头晕、头痛,神志模糊、嗜睡或烦躁不安。

发现酮症酸中毒的征兆怎么办

（1）测血糖：发生酮症酸中毒时，常为血糖＞16.7 mmol/L（300 mg/dl）。

（2）测尿糖和酮体：尿糖升高（"＋＋＋"以上），酮体阳性。没有条件自我监测尿酮体的患者应该立即去医院检测尿酮体。

糖尿病酮症酸中毒患者的实验室检查指标有哪些异常

发生糖尿病酮症酸中毒时，下列实验室检查指标可出现异常。

（1）高血糖：多数在 16.8～33.3 mmol/L（300～600 mg/dl），有时超出 33.6 mmol/L。

（2）高血酮：一般在 5 mmol/L 以上，有时高达 30 mmol/L。

（3）尿酮、尿糖：多呈强阳性。

（4）血酸碱度：代偿期血 pH 在正常范围，失代偿期血 pH＜7.35，严重者血 pH＜7.0，血浆 CO_2 结合力常降至 13.4 mmol/L（30％容积）以下，HCO_3^- 降至 10～15 mmol/L。

（5）血电解质：若血钠＞150 mmol/L，应怀疑及伴有高渗性昏迷。血钾浓度早期基本正常或偏低，血磷、血镁可低于正常。

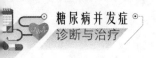

（6）血尿素氮、肌酐：因失水、循环衰竭及肾功能不全而升高。

（7）血常规：白细胞及中性粒细胞比例常增多；血红蛋白与红细胞比积常升高，升高幅度与失水程度有关。

尿中出现酮体是不是都是糖尿病引起的

只要肾脏排泄酮体的能力正常，尿中出现酮体即可认为有酮症存在。但酮症并不是仅仅出现在血糖控制不好的糖尿病患者身上，亦并非都有酮症酸中毒的表现。当正常人尿中出现酮体时，要考虑下面一些因素。

（1）饥饿：人在饥饿的时候，体内葡萄糖产生的能量不足，或热量的需求增加时，则脂肪分解加速，从而出现了饥饿性酮症。

（2）呕吐：由于进食后，食物还未进行消化就呕吐出来，体内葡萄糖来源减少，于是脂肪分解加强而出现酮尿。

（3）运动：过度体力活动，增加能量消耗，出现暂时性葡萄糖供应缺乏，促使脂肪分解加速，产生过多酮体而从尿中排出。

（4）高热：机体在发热时亦可使体内葡萄糖消耗增多，脂肪分解加快，使尿中出现酮体。

（5）饮食结构不合理：如饮食中脂肪酸的总量超过葡萄糖总量 1.5 倍以上，饮食本身就会产生酮体。

（6）中毒：如氯仿、乙醚麻醉后，磷中毒等。

尿中出现酮体怎么办

尿中出现酮体是发生糖尿病酮症酸中毒的早期危险信号。常常需要立即去医院诊治。但在去医院前和去医院的过程中，患者还应积极做下面几件事情。

（1）继续原有胰岛素注射治疗，不要因为进食少而停止胰岛素注射。

（2）多饮水，以加快酮体的排泄。

（3）停止一切运动，以休息为主。

（4）停用双胍类降糖药，如苯乙双胍（降糖灵）、二甲双胍。

（5）监测血糖、尿酮体及体温变化。

（6）速去医院或及时与医生联系，在医院由医生指导治疗。

（7）患者的身边一定要有家人陪伴，不可独处，以免病情变化，发生意外。

运动后会出现酮血症吗

剧烈运动后，体内脂肪组织分解，可以产生酮体，过多的酮体在血液内蓄积即是酮血症，运动员在适当休息后即可恢复。

因此，糖尿病患者在血糖控制不佳的情况下是不主张剧烈运动的，以免酮体蓄积造成酮症。

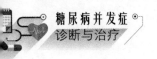
糖尿病酮症酸中毒有哪些危害

糖尿病酮症酸中毒是一种需要严肃对待且会危及生命的病症。若不及时治疗,会造成多脏器损害。

(1)脑水肿:为严重并发症之一,病死率颇高,必须随时警惕。这是一种发生在年幼儿童中的罕见的糖尿病性酮酸中毒并发症。前兆体征包括头痛、嗜睡和昏迷,它会导致癫痫,有时甚至死亡。

(2)脱水和电解质紊乱:血糖升高及血酮体增多,都有利尿作用。体内产生的大量酸性物质,随尿排出时带走不少水分和钠、钾等电解质,极易造成脱水和电解质紊乱。酸中毒、脱水和电解质紊乱,可使神经功能失调,重者昏迷、血压下降,出现休克甚至死亡。

(3)心血管系统:失钾或高钾时,易出现心律失常,甚至心脏停搏;降低血糖的速度太快或血糖太低时,可发生心肌梗死,甚至休克或猝死;血液浓缩,凝血因子加强时,可引起脑血栓、肺栓塞等并发症。

(4)低血糖:治疗时,血糖恢复速度通常快于酮症酸中毒的纠正,此时,若持续给胰岛素,而不同时输注葡萄糖,将可能发生低血糖。

(5)成人呼吸窘迫综合征(adult respiratory distress syndrome, ARDS):非常少见,但可能为糖尿病酮症酸中毒治疗过程中潜在性、致命性并发症。成年人可能会出现低氧血,这是一种以血流中氧水平低为特征的病症。或许是由于肺内积水和肺功能降低造成的，可能导致呼吸窘迫。这种情况更容易发生在那些有其他并发症(如感染)的人群中。肺部啰音的出现提示ARDS的危险性，对这些患者应降低液体输注速度，尤其在老年人或有心脏病史的患者中，定时监测血气分析，有助于预防ARDS的发生。

(6) 急性肾功能衰竭：大多由于严重脱水、休克、肾循环严重下降而易并发本症。

(7) 严重感染和败血症：常因机体抗感染抵抗力下降而易并发感染。还易因抗感染使用广谱抗生素后，创造某些真菌条件导致致病菌生长，继而发生真菌感染。常使病情恶化，难以控制，影响预后。

(8) 弥漫性血管内凝血(disseminated intravascular coagulation, DIC)：由于败血症等严重感染及休克、酸中毒等，以致并发本症。

(9) 糖尿病高渗性昏迷和乳酸性酸中毒：糖尿病酮症酸中毒可伴发。

(10) 其他：如急性胰腺炎、急性胃扩张等。

患者发生糖尿病酮症酸中毒后 家属如何做好良好的护理

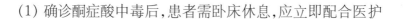

(1) 确诊酮症酸中毒后，患者需卧床休息，应立即配合医护

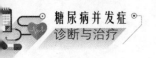

人员抢救治疗。

（2）协助处理诱发病和并发症，严密观察生命体征、神志等，协助做好血糖的测定和记录。

（3）饮食护理需禁食，待昏迷缓解后改为糖尿病半流质或糖尿病饮食。

（4）预防感染必须做好口腔及皮肤护理，保持皮肤清洁，预防压疮和继发感染。女性患者应保持外阴部的清洁。

（5）若合并神经病变，患者需进行局部按摩及理疗，对皮肤感觉消失者应注意防止损伤。

（6）患者或家属应掌握有关糖尿病治疗的知识，树立战胜疾病的信心。

怎样预防糖尿病酮症酸中毒

我们应该重视糖尿病酮症酸中毒，糖尿病酮症酸中毒是可以预防的。糖尿病患者及其家人应该了解酮症酸中毒的知识，以备不时之需，以免手忙脚乱、错误判断、延误病情。

（1）坚持必要的血糖和尿酮体监测，血糖持续>13 mmol/L，应监测尿酮体。定期检测血糖可以很大程度上避免糖尿病酮症酸中毒的发生。

（2）糖尿病患者应该将血糖控制在合理的范围内。不要擅自停用或减少胰岛素，且对胰岛素必须注意妥善保存（2 ℃～8 ℃），尤其是夏季高温季节，以免失效；不要自己随意调节治疗用药的剂量;不要迷信偏方、秘方而终止胰岛素治疗。

（3）注意饮食。饮食调节对糖尿病患者最为重要,工作繁忙、应酬多的患者最容易出问题。糖尿病患者应有合理规律的饮食,避免饥饿、多食,吃大量甜食、过量饮酒等。

（4）运动适量。以有氧运动为主,避免不必要的剧烈运动。

（5）糖尿病患者应该有良好的心态,不要随意激动和冲动,避免精神过度紧张的活动,防止病情加重。

（6）如果出现感染或者胃肠道疾病,要在早期积极治疗,避免诱发酮症酸中毒。生病、应急等情况发生时需及时与医生联系并调整治疗。

糖尿病高渗综合征

糖尿病昏迷有哪几种

在糖尿病的治疗过程中,可因失治误治或生活调理不当出现糖尿病酮症酸中毒昏迷、非酮症高渗性糖尿病昏迷、乳酸性酸中毒昏迷、糖尿病低血糖昏迷四种危重症,若不及时抢救,会有性命之忧。昏迷的病因不同,其救治手段也不一样。因此,对于昏迷的糖尿病患者,一定要先辨明病因,再实施抢救。

(1) 低血糖昏迷:糖尿病患者若血糖低于 3.9 mmol/L 就可认为是发生了低血糖。糖尿病低血糖昏迷常见的原因为胰岛素用量过大或口服降糖药用量过大而进食少;增加了运动量,但没有相应增加饮食量。在低血糖昏迷发生前,患者常常感到心慌、头昏、饥饿、手抖、冒冷汗等,这时立即吃甜食便可化险为夷,否则病情进一步发展,会出现烦躁、抽搐、精神失常,遂进入昏迷。

(2) 糖尿病酮症酸中毒昏迷:是糖尿病比较常见的急性并发症之一。患者早期主要表现为疲劳乏力,口渴、多饮、多尿症状加重,同时伴有食欲不振、恶心、呕吐、腹痛等消化道症状。随着酸中毒的进一步加重,患者会出现头晕、烦躁、嗜睡、深大呼吸,继而逐渐出现意识模糊、反应迟钝而陷入昏迷。

（3）非酮症高渗性糖尿病昏迷：是指糖尿病患者在严重感染、创伤、血液或腹膜透析、使用利尿剂或肾上腺皮质激素过程中，出现的以严重高血糖、血液高渗状态、脱水、昏迷为临床特征的病症。可表现为高热烦渴，多饮多尿，神疲乏力，呕恶纳呆，皮肤干燥、弹性降低，唇舌干裂，眼球凹陷，血压下降等脱水表现甚至休克，呼吸浅速、心率加快，头脑昏沉、神志恍惚，四肢抽搐，定向障碍，烦躁或淡漠乃至昏迷，癫痫样大发作，偏瘫失语，偏盲或眼球震颤，病理反射阳性等。治疗以迅速大量补液、使用胰岛素、维持水电解质和酸碱平衡、防治感染为主。

（4）糖尿病乳酸性酸中毒昏迷：这种昏迷相对于以上三种类型较为少见，但也不可忽视。该病多见于合并肝肾功能不全、心衰的老年糖尿病患者，往往是由于过量服用双胍类药物引起的。这是因为这类药物对肌肉内乳酸的氧化以及肝糖原异生均产生抑制作用，而且由于肾功能不好，影响乳酸排泄，致使血液中乳酸过多积聚，引起中毒。症状有恶心、呕吐、腹痛、腹胀、倦怠、乏力、呼吸加深加快，逐渐陷入昏迷状态。实验室检查显示血乳酸增高($5.0\ mmol/L$)，血 pH 7.35。

血糖高也会引起昏迷吗

在生活中，很多人都知道血糖过低可以引起昏迷。然而，很少有人知道血糖过高也会引起昏迷。在临床上，高血糖性昏迷患者的病死率极高，因此我们必须高度重视它。

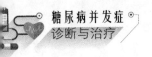
高血糖性昏迷多见于中老年 2 型糖尿病患者,男女均可发生。而且发生昏迷时,部分患者并不知道自己已经患有糖尿病。本病初起可缓可急,轻者表现口渴、多尿、乏力,逐渐出现反应迟钝、表情淡漠,易与老年心脑血管疾病或者其他常见病相混淆。患者在早期如得不到合理治疗,可进一步发展,出现持续性多尿,导致身体脱水,患者口干症状加重、眼窝塌陷、皮肤失去弹性、心跳加速、意识障碍,最后发生血压下降,进入昏迷、休克状态。

什么是糖尿病高渗性昏迷

高渗性昏迷是一种常发生在老年 2 型糖尿病患者的急性并发症,在 1 型糖尿病患者身上比较少见。特点为血糖极高而无明显的酮症酸中毒、脱水、血浆渗透压增高、进行性意识障碍,病死率高。

临床表现与酮症酸中毒相似,只是尿中没有酮体,很少有酸中毒,但血糖和血渗透压很高。人体细胞在高糖环境下会严重失水,就像黄瓜在盐水中会大量失水变蔫一样。老人脑血管和脑细胞功能差,在高糖环境下更易出现脑细胞脱水,导致高渗性昏迷。在起初几天或几周内,患者会出现口渴、多饮、多尿症状,之后会逐渐出现烦躁、迟钝、淡漠、恍惚甚至昏迷,常被误诊为脑血管病或其他神经系统疾病。糖尿病高渗性昏迷和酮症酸中毒可合并存在。糖尿病高渗性昏迷的病死率极高。预后与患者年龄、病情轻重有关,更取决于及时诊断,处理得当。

高渗性昏迷的常见诱因有哪些

(1) 急性感染:这是糖尿病高渗性昏迷最常见的诱因。常见有急性上呼吸道感染、肺炎、化脓性皮肤感染、胃肠道感染,如急性胃肠炎、急性胰腺炎、胆囊炎、胆管炎、腹膜炎等。

(2) 脑出血、脑梗死等脑血管意外。

(3) 严重肾脏疾病或者血液透析、腹膜透析可以诱发高渗性昏迷。

(4) 饮食不当:水分摄入不足,大量摄入含糖饮料等可诱发和加重高渗性高糖状态。

(5) 许多药物可诱发糖尿病患者发生高渗性昏迷,如输注葡萄糖补液、糖皮质激素、利尿剂、苯妥英钠、氯丙嗪、普萘洛尔(心得安)、西咪替丁(甲氰咪胍)、免疫抑制剂、硫唑嘌呤等。

(6) 内分泌疾病:甲状腺功能亢进症、皮质醇增多症、嗜铬细胞瘤等内分泌疾病也是糖尿病高渗性昏迷的诱发因素。

(7) 长期肠内营养的糖尿病患者也容易发生糖尿病高渗性昏迷。

(8) 手术、外伤、中暑、低温、精神紧张或严重刺激引起应激状态等亦是糖尿病高渗性昏迷的危险因素。

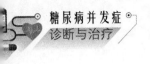

糖尿病高渗性昏迷有哪些表现

(1) 起病缓慢,急进加剧:早期口渴、多尿、乏力,食欲减退加重,逐步出现明显的烦渴、多尿、脱水,甚至迅速进入昏迷状态。

(2) 高渗脱水症状:烦渴、唇舌干裂,皮肤干燥、弹性差,眼球下陷,尿少、尿闭。

(3) 血容量不足:心跳加速、血压低甚至休克,无尿。

(4) 精神症状:有不同程度的意识障碍,反应迟钝、表情淡漠,幻觉、失语、意识模糊,嗜睡、昏迷等症状。

糖尿病患者在什么情况下应该警惕高血糖昏迷

中老年人特别是原有糖尿病的患者,一旦出现下列情况时,应高度警惕高血糖昏迷的可能。

(1) 有逐渐发展的意识障碍和口干多尿、皮肤干燥,出现癫痫样抽搐。

(2) 由于肺炎、感冒、脑血管意外、外伤等疾病导致的多尿、失水现象。

(3) 大量摄入糖(或碳水化合物)后出现的多尿和意识改变。

(4) 出现呕吐、腹泻、口渴等。

如果出现上述情况,患者应立即到医院进行相关的化验检查,血、尿检查是诊断这种疾病简单又重要的方法。

怎样预防高渗性昏迷

和任何一种糖尿病急症一样,高渗性昏迷的预防极为重要,因为一旦发生,即对患者的生命构成极大的威胁。

(1)加强糖尿病的管理,定期检测血糖,将血糖控制在合理的范围内,对于持续偏高的血糖应及时干预。糖尿病患者应正规服药,不要擅自停用或减少胰岛素,不要自己随意调节治疗用药的剂量,控制饮食,加强运动。

(2)加强对糖尿病及其家属相关知识的教育。让患者和家属认识糖尿病高渗性昏迷,了解这一疾病的危害,学会简单的初步处理,发现病情能及时送医治疗。

(3)控制各种诱发因素,积极治疗各种感染,对血透、腹透、应用甘露醇脱水等治疗时,要注意监测血糖、尿糖。

(4)注意诱发药物的应用,如利尿剂、糖皮质激素、普萘洛尔(心得安)等。这些药物可能会干扰血糖的控制或患者对血糖的正常感知。

(5)合理饮食,平时注意补充水分,避免大量甜食的摄入。

(6)糖尿病患者应该有良好的心态,规律生活,合理起居,注意锻炼;不随意激动和冲动,避免精神过度紧张的活动,防止病情加重。

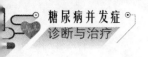

糖尿病昏迷的急救措施有哪些

如果糖尿病患者突然意识丧失的话，家人应立即将患者的衣领解开，并让患者呈侧睡体位，保证呼吸畅通，清除呕吐物，防止误吸引起窒息。

细心观察患者病情变化，一旦发生呼吸停止，立即进行人工呼吸，迅速呼叫120急救电话，将患者马上送往医院急救。

接着应该判断是低血糖昏迷还是高血糖昏迷。高血糖时，患者非常口渴，皮肤、口唇干燥，呼出的气体有甜味；低血糖时，患者皮肤潮湿，伴有大汗，呼吸无特殊气味。如果能判断患者是高血糖昏迷则不能喂含糖的水；如果能判断患者是低血糖昏迷应该喂糖水。如果不能判断是何种类型的昏迷，在救护车到来之前最好不作其他处置。

乳酸性酸中毒

乳酸是怎么产生的

乳酸是葡萄糖无氧酵解产生的生物活性物质,存在于正常的人体内,产生部位主要为骨骼肌、脑、红细胞和皮肤;而负责代谢清除的主要部位是肝脏和肾脏。正常人休息状态下的乳酸含量为 0.5～1.6 mmol/L,血浆乳酸浓度取决于糖酵解和乳酸被利用的速度。

在正常的新陈代谢和运动中乳酸不断被产生,但是其浓度一般不会上升。只有在乳酸产生过程加快,乳酸无法被及时运走和利用时其浓度才会提高。比如某些病理情况下(如呼吸衰竭或循环衰竭时),可引起组织缺氧,由于缺氧可引起体内乳酸升高。另外,体内葡萄糖代谢过程中,如糖酵解速度增加、剧烈运动、脱水时,也可引起体内乳酸升高。体内乳酸升高可引起乳酸中毒。检查血液中乳酸水平,可提示潜在疾病的严重程度。

什么是乳酸性酸中毒及有何表现

乳酸性酸中毒是由于不同原因引起血液中乳酸持续增高和

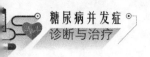

pH 降低(7.35)的异常生化改变所致的临床综合征,其后果严重,病死率极高,但比较少见。当人体内得不到足够的氧,或者当身体的代谢出现紊乱时,乳酸就会聚集增多。

许多疾病都可能伴发乳酸性酸中毒。糖尿病乳酸性酸中毒起病多比较急,呼吸变得又深又大(不伴烂苹果味),有神志模糊、嗜睡、昏迷等症状,可伴恶心、呕吐、腹痛。缺氧可引起发绀、休克及糖尿病症状加重。症状轻者可仅有恶心、腹痛、食欲下降、头昏、嗜睡、呼吸稍深快;中及重症患者可有恶心、呕吐、头痛、头昏、全身酸软、口唇发绀、低血压、体温低、脉弱、心率快、脱水、呼吸深大、意识障碍;严重者可出现深度昏迷或休克。

导致糖尿病患者容易发生乳酸性酸中毒的诱因有哪些

糖尿病患者容易发生乳酸性酸中毒的主要诱因有以下几个。

(1) 血糖控制不佳。糖尿病患者因饮食、运动及药物治疗不当,出现血糖升高、脱水、乳酸代谢缺陷,可导致血液中乳酸升高。

(2) 其他糖尿病急性并发症。感染、酮症酸中毒和高渗性非酮症糖尿病昏迷等,可造成乳酸堆积,诱发乳酸性酸中毒。

(3) 合并其他重要脏器的疾病,如心肌梗死、脑血管意外、呼吸道疾病、慢性肝肾功能损害等,造成组织器官缺血、缺氧。糖化血红蛋白水平升高,血红蛋白携带氧能力下降,造成局部缺氧,导致乳酸生成增加。肝肾功能障碍影响乳酸的代谢、转化及排出,导致乳酸性酸中毒。

(4) 大量服用双胍类降糖药物,尤其是苯乙双胍可导致乳酸生成增多、降解减少,故有致乳酸性酸中毒的作用。糖尿病患者如合并有心、肺、肝、肾疾病,还大剂量使用苯乙双胍时,有诱发乳酸性酸中毒的可能。

(5) 其他因素。酗酒、一氧化碳中毒、剧烈运动、过度兴奋、儿茶酚胺、乳糖过量、大量服用对乙酰氨基酚(扑热息痛)均可导致乳酸性酸中毒。

糖尿病患者什么情况下需要警惕乳酸性酸中毒

乳酸性酸中毒发病较急,但很多患者都没有特异性的症状。很多患者的乳酸性酸中毒表现常被原来的诱发疾病所掩盖,很容易漏诊。患者会有酸中毒表现,跟酮症酸中毒的症状有些类似,比如都会疲乏无力,不明原因的厌食、恶心、呕吐,呼吸大且深,但无烂苹果气味。但是大多数的乳酸性酸中毒患者都有服用双胍类药物的历史,有嗜睡的症状。如果出现上述情况,患者应立即到医院进行有关的化验检查,血、尿检查是诊断这种疾病简单又重要的方法。实验室检查除了发现明显的酸中毒,血、尿酮体不升高,血液中乳酸水平还会升高。该疾病后果严重,病死率极高,需引起患者的严肃对待。

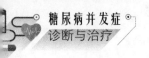
二甲双胍会导致乳酸性酸中毒吗

既然双胍类药物的普遍不良反应就是乳酸酸中毒,二甲双胍是目前临床上应用最广泛的口服降糖药物之一,是否也存在药物风险呢?

二甲双胍虽然是属于双胍类,但是它却有独立的特性。二甲双胍虽可因抑制乳酸转变为葡萄糖而导致乳酸积聚,但同时也可促进乳酸氧化为 CO_2 后排出体外,从而降低乳酸水平,与以往的苯乙双胍不同。这样"一增一减",乳酸酸中毒的效应就被抵消。因此,二甲双胍在正常使用的前提下理论上不会发生乳酸酸中毒。既往的研究证明,苯乙双胍的乳酸性酸中毒发生率高达 1/500,而二甲双胍的发生率<1/10 万。

糖尿病乳酸性酸中毒可以预防吗

既然糖尿病乳酸性酸中毒这么可怕,那么我们应该积极地预防。

(1) 保持良好的心理状态,合理饮食、合理运动,应戒酒,避免剧烈活动和无氧运动,将血糖控制在合理的范围,避免因血糖过高导致乳酸性酸中毒。

(2) 尽量避免应用可引起乳酸性酸中毒的药物。其中双胍类药物,如苯乙双胍可诱发乳酸性酸中毒,应避免服用苯乙双胍。肝、肾、心功能不全者,药物在体内的代谢、降解及通过肾脏的排泄均可降低,将导致双胍类药物在体内蓄积,因而肝、肾、心功能不全者应该慎用双胍类药物。其他能诱发本病的药物也应尽量避免应用。

(3)积极治疗各种可诱发乳酸性酸中毒的疾病。休克、缺氧、肝肾功能衰竭状态下的重危患者,若伴有酸中毒,须警惕发生本病的可能性。

(4)如果遇到类似的情况,应寻找和去除诱发乳酸性酸中毒的诱因,停用所有可诱发乳酸性酸中毒的药物及化学物质,保证患者有充足的氧气,并立即寻求糖尿病专科医生的帮助。

糖尿病低血糖症

血糖降低到多少时才是低血糖

正常人空腹血糖维持在 3.9~5.6 mmol/L 而餐后一般不超过 7.8~8.3 mmol/L,为机体提供足够的能量来源。非糖尿病患者血糖值≤2.5~3.0 mmol/L,糖尿病患者血糖值≤3.9 mmol/L 时诊断为低血糖。如同时合并心慌、出汗、乏力、饥饿、头晕、呕吐等临床症状时,则称为低血糖症。如果患者只有血糖下降,没有上述临床表现,称为无症状性低血糖。

低血糖大致可分为哪几类

低血糖是我们平时听得较多的一类疾病,其中根据病因我们可以将低血糖的主要症状进行如下分类。

(1) 胰岛功能亢进性:胰岛 B 细胞增生、腺瘤及癌瘤,如胰岛母细胞瘤,功能性 B 细胞分泌缺陷,潜伏期糖尿病,家族性多发性内分泌腺瘤(包括胰岛素瘤、垂体瘤及甲状旁腺腺瘤等)。

(2) 其他内分泌腺疾病性:如甲状腺功能低下,肾上腺皮质功能低下,腺垂体功能低下(包括生长激素缺乏、促肾上腺皮质激素缺乏、促甲状腺激素缺乏),胰岛 α 细胞损伤致胰高糖素缺乏等。

(3) 肝病性:如重症肝炎、肝硬化、肝癌、肝坏死,及 Reye 综合征(脂肪肝、脑病、低血糖综合征)等。

(4) 遗传性肝酶缺陷性:如糖原累积病、半乳糖血症及果糖不耐受等。

(5) 消化疾病性:如胃肠手术后,消化性溃疡病,急性胃肠炎,慢性胃肠炎,十二指肠炎,消化系统肿瘤,慢性腹泻、吸收不良和消耗过多等。

(6) 药源性:如胰岛素、磺脲类药物中的格列苯脲、双胍类降糖药中的苯乙双胍等过量,其他如乙醇、水杨酸钠、酚妥拉明、异烟肼、保泰松、抗组织胺制剂、单胺氧化酶抑制剂、普萘洛尔(每天 40 mg 以上)、阿司匹林合用 D860 等均可发生低血糖。

(7) 严重营养不良性:如小肠吸收不良综合征,克罗恩病,慢性肠炎,饥饿性营养不良及禁食等均可引起低血糖。

(8) 中枢神经系统疾病性:如产伤,发育障碍、迟缓,脑核性黄疸,交通性脑积水,下丘脑与脑干病变,脑发育不全等均可致低血糖。

以上是对低血糖进行的一个简单分类。我们必须明白低血糖形成的原因,才能够对低血糖的症状有一个较为清晰的认识,治疗起来也相对较为方便。

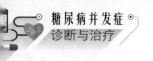

低血糖有哪些表现

低血糖呈发作性,根据不同病因、血糖下降程度和速度、个体反应性及耐受性不同而表现多样化。低血糖症状在不同的人中可有不同的表现,但同一个体低血糖的临床表现基本相同。典型的临床表现包括交感神经兴奋性症状和脑功能紊乱性症状两大类。

交感神经兴奋性症状:患者可出现饥饿感、乏力、全身出汗、紧张、焦虑、心慌、肌肉颤抖、面色苍白、心率加快、四肢冰凉、收缩压轻度升高等症状。

脑功能紊乱性症状:血糖下降,脑细胞缺乏葡萄糖能量供应,引起脑功能紊乱。初期表现为注意力不集中,思维和语言迟钝,头晕、嗜睡、视物不清,继而患者可出现神智改变、性格变化、认知障碍、脑水肿表现、昏迷等。如果低血糖持续得不到纠正,常不易逆转,甚至会导致死亡。

其中,交感兴奋的症状可以促使患者及时自救或就诊,被认为是低血糖的警示信号。但有些患者发生低血糖时可能没有交感神经兴奋的症状,仅有中枢神经系统症状,缺乏警示信号,更容易被漏诊或误诊,使治疗延误,因而更容易造成严重后果,危险性也就更大。

另外,有些患者的低血糖表现不典型,如老人、小孩以及同时合并其他疾病的患者,在发生低血糖时可不出现以上典型症状。有些老年患者仅表现为失眠、多梦、噩梦、心动过缓等症状。

长期慢性低血糖可以改变性格或以"癫痫样"发作为唯一表现。可能因长期的糖代谢紊乱导致自主神经病变,交感神经反射减弱,低血糖症状表现不明显。

为什么糖尿病患者也会发生低血糖

糖尿病是一种以高血糖为特征的综合征,但在其长期的治疗过程中,尤其是在运用胰岛素和胰岛素促泌剂类药物治疗过程中,低血糖是其比较常见的不良反应,亦是糖尿病患者常见的急症之一。那么为什么糖尿病患者容易有低血糖发生呢?

(1)使用过量的口服降糖剂:患者有时会忘记自己是否服药而再服一次,这样有可能会造成过量而引起低血糖。

(2)餐前服药后离用餐时间太久:因服药后药物开始反应胰岛素上升,如果太久未进食,即有可能引起低血糖。有些患者有清晨运动的习惯,出门前会先服药或注射胰岛素,而未进食早餐即刻出门运动,也会造成低血糖的机会。

(3)肾功能恶化:在糖尿病引发低血糖中这是很常见也是很严重的一个方面。部分使用口服降糖剂(磺脲类)或注射胰岛素的患者因肾功能恶化或衰竭,而未适度调整药物剂量导致药效增加,若患者食量减少或离下餐时间太长,就有可能造成低血糖。

(4)胰岛素注射过量或注射完后离开始用餐时间太久,也会造成低血糖。另外,也可能因为胰岛素注射部位不同而产生不规则吸收,而造成低血糖。

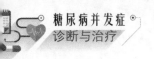

（5）运动过度,致肌肉利用过多的葡萄糖,或注射胰岛素吸收加快,以致引起低血糖。

（6）有肠胃道疾病,如腹泻、厌食,或延误餐饮时间,或因糖尿病自主神经病变而影响胃排空食物等情形皆可导致低血糖。

（7）糖尿病胃瘫痪:由于糖尿病自主神经病变,胃排空延迟,常使胰岛素治疗的患者反复发生餐后低血糖。

（8）应激:机体各种应激状态下如感染、手术、创伤等或精神应激常导致药物的需要量增加以控制高血糖,一旦应激状态缓解或消除,药物剂量应及时恢复至应激前的剂量,否则易致低血糖。

（9）并发低皮质醇血症:1型糖尿病患者偶可合并原发性肾上腺皮质功能不全或并发腺垂体功能减退而导致血皮质醇水平降低,患者对胰岛素的敏感性增加且易发生低血糖,胰岛素的需要量应相应减少。

（10）2型糖尿病患者早期因 B 细胞对葡萄糖刺激的感知缺陷,使得早期胰岛素释放障碍,导致餐后早期高血糖,胰岛素释放的高峰时间延迟且胰岛素的释放反应加剧,而常在餐后3～5小时出现反应性低血糖,又称迟发性餐后低血糖。

（11）联合应用某些药物:联合应用其他药物与胰岛素或磺酰脲类药物治疗的糖尿病患者可能增强胰岛素或磺酰脲类药物的降血糖作用而诱发低血糖。常见的药物包括乙醇、水杨酸盐、β 受体阻滞剂。另外一些药物如血管紧张素转换酶抑制剂、单胺氧化酶抑制剂、苯妥英钠、三环类抗忧郁药物、磺胺类药物和四环素等与降血糖药物联合应用也可能导致糖尿病患者低血糖发生的机会增加。

糖尿病患者出现心慌、出汗、肚子饿时是否就是低血糖

当患者出现心慌、出汗、肚子饿时,不一定都是低血糖。心血管疾病如心肌梗死、心力衰竭等也有类似症状。正确的做法应立即检测血糖。如果血糖≤3.9 mmol/L,则考虑为低血糖症;如果血糖>3.9 mmol/L,排除了其他可能引起类似表现的疾病后,如心血管疾病,则考虑为低血糖反应,但并不是指真正意义上的低血糖。出现低血糖反应的原因可能与降糖速度过快,患者长期处于高糖状态、对较低的血糖不耐受等相关。

如患者血糖长期处于较高的水平,一旦血糖下降到较理想的水平时,由于机体对较低的血糖不耐受,可出现不适症状,故在降血糖的过程中,注意血糖不宜降得过快,应缓慢地降低血糖,尽量做到血糖稳定、减少波动。在平常生活中如果出现这样的症状时应立即检测血糖。检测血糖时,可以少量进食,一般低血糖在进食后5~10分钟可明显缓解。如果症状未缓解,应立即就医,寻找原因,以免耽误病情。

糖尿病低血糖并发症有哪些危害

低血糖是糖尿病的常见并发症。给患者的身心带来严重损

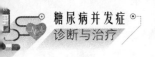

害。低血糖的危害表现如下。

（1）反复低血糖导致血糖控制不稳定，可引起血管及周围神经病变。

（2）低血糖可导致心肌缺血加重，诱发心律失常、心绞痛、心肌梗死、猝死等。

（3）低血糖时，神经系统能量来源不足，导致神经缺糖性损害，心脑血管发生意外，甚至出现意识障碍、昏迷、死亡。

（4）低血糖时，肾脏的血流量减少，肾小球滤过率下降，加重肾脏损害。严重的低血糖可导致急性肾功能衰竭，增加病死率。

（5）急剧的血糖下降可导致视网膜渗透压的改变，眼压的急剧下降，引起动脉破裂、出血，影响视力。

（6）低血糖可以导致患者精神上紧张、抑郁，对治疗疾病失去信心。

（7）低血糖可以引起血糖的波动，增加治疗难度。

如何防治糖尿病低血糖昏迷

老年糖尿病患者大部分病程长，并且因各种生理功能减退、肝肾功能异常及多种并发症导致对降糖药物清除缓慢。另外，由于老年人存在与年龄相关的拮抗调节反应障碍，受体兴奋性减退及自主神经病变，以致早期低血糖症状体征不明显，就诊时往往病情危重，处于昏迷状态，故预防低血糖的发生显得尤为重要。具体预防方法如下。

（1）糖尿病患者及其家属需了解低血糖的病因与症状，轻度低血糖应及时处理，防止低血糖由轻变重发展为低血糖昏迷。

（2）规律饮食，戒烟限酒，准时进餐，保证每日基本稳定的摄食量。定时进餐，不能准时进餐者可以适当吃些点心、饼干等食物。

（3）运动应该控制时间及运动强度，尽量不要空腹运动。建议老年糖尿病患者以慢跑、散步等低强度运动为主。运动以餐后半小时至一小时运动为佳。此时血糖一般较高，发生低血糖的风险较低，并根据运动量及时调整胰岛素剂量或者加餐。

（4）规律检测血糖。注射胰岛素的患者建议自备血糖仪，每天至少检测1次血糖。测血糖时，应该让血自然流出来，避免用力挤，造成血糖检测不准。若血糖有较大的波动应及时到医院由医生调整治疗方案，建议不要擅自更改治疗方案。

（5）注射胰岛素后15分钟或半小时应及时进餐。未能及时进餐者需食用一些甜点等。每次注射胰岛素前应仔细核对计量，保证胰岛素计量准确，防止因计量不准导致血糖波动。

（6）服用药物时尽量不要饮酒，防止乙醇（酒精）与药物发生反应，导致低血糖发生。另外，乙醇可通过刺激胰岛素分泌等途径，导致血糖下降，故糖尿病患者应该限制饮酒。

（7）如有恶心呕吐、腹痛腹泻等症状时不能正常进食，应适当停止或减量使用胰岛素及相关降糖药物，并到医院就诊。

（8）合并肝、肾功能不全的患者可以多次监测血糖，及时了解血糖动态变化。使用强度较弱、半衰期短的药物，便于及时调节药物剂量，避免药物在体内蓄积导致低血糖。

（9）所有使用胰岛素或口服降糖药的糖尿病患者外出活动时

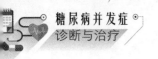
均应携带糖尿病保健卡和预防低血糖的葡萄糖片、饼干等,以便发生低血糖反应时能及时进行自救或有助于他人了解病情。

做到以上几点后,患者如果发生心慌、出汗、手抖等症状时,应先检测血糖,明确是否是低血糖。如果是低血糖,可以适当进食糖果、饼干、饮料等。如果在户外,不方便检测血糖,可直接进食。一般在进食后不适症状会迅速得到缓解。重者或疑似低血糖昏迷的患者应迅速送往医院,给予50%的葡萄糖液口服或静脉注射,再以5%~10%的葡萄糖液静脉滴注。大多数低血糖昏迷患者在发生的早期治疗效果良好,注射葡萄糖后1~5分钟内可以清醒。老年患者由于肝肾功能差,口服降糖药体内存留时间长,低血糖可能会反复发作。这些患者在低血糖被纠正后,应经常进行血糖监测,并继续输液或饮水来加速磺脲类药物的排泄。神志不清者禁止喂食,以避免呼吸道窒息。

血糖低于 3.9 mmol/L,但是没反应怎么办

无症状性低血糖是指当血糖降至 2.8 mmol/L,而未察觉有自主神经警告症状。患者没有出汗、心慌、手抖、饥饿感等症状。糖尿病患者或者正常人均可发生。患者可无任何前驱症状而进入昏迷状态。可能与以下因素相关。

（1）糖尿病病程较长的患者,常合并自主神经损害,发生低血糖时对交感神经的兴奋反应差。

（2）抗低血糖激素调节障碍。抗低血糖的激素如胰高血糖

素、生长激素、皮质醇等调节障碍。

（3）血糖下降速度较慢。因各种因素导致血糖下降缓慢，不能激活交感肾上腺素系统释放大量儿茶酚胺等物质，患者可没有心慌、出汗、饥饿感、面色苍白等急性的低血糖反应。

（4）反复发生低血糖的患者，可导致中枢神经系统对低血糖适应，而不表现出临床症状。

这类患者因没有低血糖的前驱症状，而使低血糖不容易被发现，故低血糖昏迷的发生率较其他人较高，低血糖带来的危害也比较大。对于这类患者需要长期规律监测血糖，每天至少检测1次睡前血糖。保证每日基本稳定的摄食量及运动量。每天可以少食多餐，在3餐后3～4小时加餐1次，以防止低血糖的发生。对于病程较长、胰岛功能较差的脆性糖尿病患者以及年龄较大的患者，血糖控制的主要目标在于血糖的平稳，故血糖控制不需要过于严格，尽量避免因求血糖达标而导致的低血糖。

另外，该类患者血糖波动较大时需及时告知医生，并给予胰岛素及药物的调整。低血糖频繁发作应注意糖尿病的病程越长，发生低血糖的风险随之升高。糖尿病患者尤其是1型糖尿病患者在整个病程中将发生数百次低血糖。

频繁发作低血糖，应注意哪些事项

（1）频繁发作低血糖应及时到医院就诊，评估目前治疗方案是否合适。如治疗方案不合适，需及时进行药物调整，防止血糖

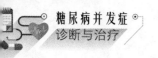

波动带来危害。

（2）每天检测 7 次或 4 次指端血糖,根据血糖情况及时进食或减少药物剂量。

（3）合并多器官损害如肝、肾、心脏等,易导致低血糖,应及时到医院检查。年龄较大、病程较长的患者易合并肾功能不全,可导致体内药物的代谢减慢,药物蓄积,容易导致低血糖,低血糖可加重各种脏器的损害,导致恶性循环。故定期到医院检查身体尤为重要。

（4）如果患者年龄较大,意识较差,要警惕无症状性低血糖发生。应规律检测血糖,睡前加测 1 次血糖,防止夜间低血糖昏迷而无人发现。

（5）定期到医院检测胰岛功能,胰岛功能衰竭患者易发生低血糖。一般建议糖尿病患者 1 年检测 1 次胰岛功能,根据胰岛功能及胰岛素分泌曲线调整治疗方案。每 3 个月检测 1 次糖化血红蛋白,有助于评估近 3 个月来平均血糖水平,这可以有效评估目前治疗方案的效果。

（6）合并营养不良、感染、败血症等易导致低血糖发生。应使饮食结构合理,适当运动,增加机体免疫力。

（7）对易合并低血糖患者,可改变饮食方式,实行少食多餐,在两餐之间加餐一次,防止空腹低血糖。睡前可进食少量食物,防止夜间出现血糖下降。

（8）规律运动,缩短运动时间,减轻运动量。糖尿病患者运动时间建议半小时至一小时,运动量宜中等,散步、慢跑等均可,运动前可少量进食。随身携带一些零食,以备不时之需。

糖 尿 病 眼 病

常见的糖尿病眼部病变有哪些

随着人们对健康的重视和医疗水平的不断提高,目前由糖尿病引起的急性并发症临床上越来越少,但糖尿病引起的诸多慢性并发症成为越来越大的危害。眼部病变是糖尿病最为常见的慢性并发症之一。那么,常见的糖尿病眼部病变有哪些呢?

(1) 视网膜病变:糖尿病视网膜病变可分为 6 期,从最轻微的微血管瘤到渗出增加、玻璃体积血,至新生血管形成,直至视网膜脱落导致失明。当出现局限性视网膜脱落时,在相应范围内就会产生盲区——视野缺损。一旦视网膜全脱离将导致全盲。

(2) 白内障:糖尿病引起的白内障称为糖尿病性白内障或并发性白内障,是糖尿病致盲的重要原因之一;其发生与血糖高、房水渗透压发生改变以及代谢紊乱所产生的毒性产物有关。高血糖引起的白内障又称真性糖尿病性白内障;在糖尿病的后期,由于葡萄膜炎、严重的糖尿病视网膜病变造成晶状体代谢障碍导致的白内障又称并发性白内障。糖尿病性白内障若在发病初期及时地控制血糖,变浑浊的晶状体可以部分恢复透明。晶状体一旦完全浑浊只有依靠手术复明。若治疗不及时,很快即可

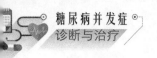
致盲,因此称为骤盲白内障。

(3) 新生血管性青光眼:青光眼致盲数占盲人总数的 20%,是糖尿病致盲的重要原因之一。青光眼的种类繁多,其中最难治的首推新生血管性青光眼,其来势凶猛,痛苦之时常常痛不欲生,治愈率极低。

糖尿病性青光眼多属于新生血管性青光眼,常发生在糖尿病视网膜病变的中晚期,视网膜的缺血改变导致虹膜新生血管形成,继而引发新生血管性青光眼。由于新生血管性青光眼发展迅猛,视力急剧下降,可伴有眼痛、偏头痛、恶心、呕吐等症状,严重者还可发生眼内大量出血,药物治疗多难以奏效。手术治疗往往因术后新的滤过口再次粘连、闭合而造成手术失败。

糖尿病眼病的症状有哪些

糖尿病眼病早期可以没有任何特殊症状,因此不易被发现。到了后期,就会出现视物模糊等表现,但此时病情往往已不可逆。所以,糖尿病眼病的防治胜在定期筛查,每半年至一年检查眼底,及早发现眼部病变,及早处理。

当然,糖尿病眼病防治的关键是良好的血糖控制,长期血糖控制不佳,迟早会造成眼底损伤。

以下是糖尿病眼底病变的一些症状,可供糖尿病患者进行自我检查和对照。

(1) 视物模糊和视力下降。由于糖尿病患者体内大量的糖和盐会随尿液排出，使晶状体的屈光度改变，导致视物模糊发生。另外，视神经损伤或眼底血管病变、眼底渗出和出血以及视网膜病变都会导致视力的改变。

（2）白内障。糖尿病在发生后，由于受到高血糖的影响，眼内的糖代谢也会出现障碍，从而导致白内障的发生。糖尿病患者的老年性白内障与无糖尿病患者的老年性白内障相比无特殊临床表现，只是发病的平均年龄较早，进展较快。有些患者甚至首先发现白内障才知道自己已经患上了糖尿病。

（3）分泌物增多、眼红。血糖增高会引起糖尿病患者眼睛分泌物增多，泪道异常及血管炎症导致泪道闭塞、急性结膜炎或角膜炎，多伴有分泌物增多，异物感、烧灼感、畏光、流泪等刺激症状。

（4）视物变形，变色、飞蚊症、异物感等。

糖尿病眼病的常规眼科检查

（1）视力及视野检查：视力检查是最简便的检查方法，但许多早期视网膜病变并不影响视力。不痛不痒的视网膜病变不会立即引起视力变化，等患者真"有感觉"时，通常已造成视物模糊、眼底出血，有些患者会出现视野的改变。

（2）眼压：糖尿病患者血糖控制欠佳，伴有高血压、眼底动脉硬化、晶状体改变、眼底水肿等，这些都可以导致眼压的增高。

（3）眼底检查及眼底照相：已成为常规的糖尿病眼病筛查项

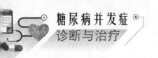
目。眼底照相可以清晰地显示眼底血管、视网膜及黄斑情况,及时发现和治疗可以防止糖尿病眼病的进一步发展和恶化,尤其对视网膜脱落意义重大。

(4)眼底荧光血管造影(fluorescence fundus angiography,FFA):对伴有白内障及眼底病变患者,进一步的 FFA 检查可出现异常荧光,提高糖尿病视网膜病变的诊断率。

(5)光学相干断层扫描(OCT):这种检查可以获得玻璃体视网膜交界面、视网膜和视网膜间隙的高分辨图像,客观测量视网膜增厚,监测黄斑水肿。这种检查不但可以通过观察黄斑水肿的范围、类型及严重程度,指导治疗,还可以分析治疗后的效果。

糖尿病眼病有哪些治疗方法

(1)药物治疗:对于早期糖尿病视网膜病变,一般采用药物治疗。例如羟基苯磺酸钙可以减轻糖尿病视网膜血管的高渗漏反应,对糖尿病视网膜病变有一定的治疗作用;某些中成药(如复方丹芎片等活血药物)也可以减缓糖尿病视网膜病变的进展;维生素 B_{12}、硫辛酸类药物也有一定的治疗效果。

(2)激光治疗:对于比较严重的糖尿病视网膜病变,一般需要激光治疗。

(3)手术治疗:对于增殖性糖尿病性视网膜病变,如反复玻璃体积血、持续不吸收或牵拉视网膜脱离,就要考虑进行玻璃体手术治疗。经过玻璃体切除手术,大多数患者的视网膜情况可以稳定,能够维持一定的视力,从而避免了以往很多因此而失明的情况。

糖尿病眼科手术可以把眼睛治好么

很多糖尿病患者认为,眼底有病变,通过做手术能够把视网膜修复好,视力就恢复了。

这是错误的观点。首先,需要做手术的糖尿病眼底病变一般是存在出血、严重的血管增殖等病变。此时患者的视力往往已严重受损。在此基础上,即使做了手术,仍很难修复已经存在的视网膜损伤,患者的视力一般都不会得到好的恢复。

其次,很多患者错误地认为,做了手术就是把眼睛的问题彻底解决了。术后不注意血糖的管理,认为血糖是血糖,眼睛是眼睛。殊不知,眼睛的病变正是长期血糖控制不佳引起的,术后不严格控制血糖,将做好手术的眼睛仍旧"泡在"糖水里,后果可想而知。

严重眼底病变的患者,术后效果一般都不理想。不是手术"没效果",而是眼底病变太严重,已不可修复。

因此,为了保护视力,避免手术,最有效的方法就是严格控制血糖。如果已经手术,为了更好地保护残存视力,最关键的也是严格控制血糖,虽然此刻的降血糖已经是"亡羊补牢",但良好的血糖控制还是可以大大避免对已经"受伤"的眼睛雪上加霜,最大限度地保留视力。

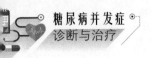

糖尿病患者使用胰岛素后，为什么血糖下降了，视力也下降了

眼的屈光和调节是由眼的屈光系统——角膜、房水、晶状体和玻璃体等完成的。外界物体发射或反射出来的光线，经过眼的屈光系统后，在视网膜上形成清晰的物像，也就是我们看到的清晰图像。

糖尿病患者在血糖较高的情况下，房水、晶状体也含有较多糖分，改变了眼睛的屈光，导致患者出现短暂的视物模糊。但长期高血糖又会将屈光逐步调整，使得人体适应含有高糖浓度的房水屈光系统。胰岛素治疗后，血糖迅速下降，之前建立在血糖较高水平的屈光系统发生了改变，房水和晶状体中的糖分减少，渗透性改变，较之前变得更加"清亮"。但屈光的调整具有滞后性，按照原来的系统成像，图像不能准确地落在视网膜上，就出现了模糊的图像。

这种情况多出现在胰岛素使用初期，经过 1～2 个月的调整和适应，一般视力都会恢复，患者不必担心。

糖尿病患者眼科随访时间多久较合适

目前糖尿病患者眼科随访的时间根据患者眼部病变情况

决定。

眼底正常或仅有几个血管瘤的早期糖尿病视网膜病变,每年1次;轻度增殖性糖尿病玻璃体视网膜病变(proliferative diabetic vitreoretinopathy, PDVR),每9个月随访1次;中度增殖性糖尿病玻璃体视网膜病变,每6个月随访1次;重度增殖性糖尿病玻璃体视网膜病变,每4个月随访1次;视网膜病变合并有意义的黄斑水肿:每2～4个月1次;增生性糖尿病视网膜病变(proliferative diabetic retinopathy, PDR):每2～3个月随访1次。

随访根据具体情况进行眼底照相或造影检查,并根据检查结果进行相应的治疗。

糖尿病眼病患者如何保护好眼睛

(1)控制血糖:严格控制血糖是防治糖尿病眼病的根本措施。

(2)补充维生素,调整膳食结构:维生素对眼睛可以起到保护作用。糖尿病患者应多吃新鲜蔬菜、水果和各类豆制品,以及富含优质蛋白的食物,补充维生素的摄入。

(3)养成良好的生活习惯和规律,戒除不良嗜好:糖尿病患者要戒烟,也要饮食清淡,少吃辛辣、刺激和高脂的食品;适当锻炼,但应避免剧烈运动;注意用眼卫生,避免长时间阅读等造成视疲劳。

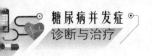
（4）控制血脂、血压：当患者有严重高脂血症时，血液中含有大量甘油三酯的脂蛋白可使视网膜血管颜色变淡而近乳白色。如果脂质渗出侵犯到黄斑则可严重影响视力。而血压的升高则可以进一步加重动脉硬化和眼底水肿，眼压升高将加重糖尿病眼病的发展和恶化。

（5）糖尿病健康教育：让患者了解糖尿病及糖尿病性视网膜病变发病的危险因素，掌握自我保健的方法。

（6）定期眼科检查：可以早发现眼部病变并及时处理，避免对眼睛造成不可挽回的损伤。

（7）戒烟：吸烟会加速糖尿病性视网膜的发生和发展，所以，糖尿病患者要远离烟草。

总觉得眼前有黑影却怎么也擦不掉是怎么回事

糖尿病患者眼前有黑影飘动，医学上称为飞蚊症。常见于中老年人及合并近视眼的患者。飞蚊症多是由于玻璃体发生退行性改变，导致玻璃体液化或玻璃体后脱离而引起的，一般不需治疗。少数情况下，飞蚊症可由一些致盲性疾病引起，如玻璃体积血、视网膜脱离等。若眼前黑影位置固定不动，则可能是角膜或晶状体病变。有时部分视野缺损也会使患者觉得有"黑影"，大多是由眼底出血、葡萄膜炎、缺血性视盘病变、青光眼等所致。总之，眼前出现黑影不容忽视，患者必须及时到医院就诊。

糖尿病会导致失明么

据世界卫生组织公布,糖尿病视网膜病变是全世界导致视力缺损和失明的主要原因。据统计,在 30～39 岁失明者中,糖尿病视网膜病变者占 16％。糖尿病患者视网膜病变的总体发生率为 21％～36％。糖尿病病程＞5 年,99％的糖尿病患者都有不同程度的视网膜病变。尤其是中青年患者,更是"脆弱型"群体,在并发症中最容易受攻击的就是眼睛。糖尿病病程＞10 年者发生眼底病变的概率＞50％,特别是在血糖失控的情况下更容易导致并发症。

患者早期可能全无症状,但随着病情的发展,可出现视力减退、视野缩小、屈光改变、对比敏感度降低等。视网膜病变发展到最后,会出现新生血管性增殖膜、牵引性视网膜脱离、新生血管性青光眼,最终失明。

视力没问题等于眼底没问题吗

糖尿病视网膜病变对患者危害很大。有的患者在发现眼底有病变时仍不解地说,自己做针线活都没问题,把视力下降与眼底病变画上了等号。其实不然,不痛不痒的视网膜病变不会立即引起视力变化,等患者真"有感觉"时,通常已造成视物模糊、

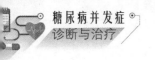

眼底出血,达到血管增殖病变时已到了不可逆的程度,治疗仅仅是维持患者的视力不要过快下降或不至失明。

等到了眼底大量出血,通过药物治疗已不能吸收时还要手术取出血块。当然手术也存在一定风险,术后视力也不能肯定恢复。

眼睛做了激光,视力怎么并没有提高

激光治疗只起到稳定视力的作用,不一定能提高视力。而有些患者术后出现视力下降,与激光治疗后短暂的视网膜水肿有关,一般并无大碍。视力下降更多是由眼睛疾病本身因素决定。

(1)眼底病变较为严重时,易发生玻璃体大出血,导致视力下降。

(2)既往有玻璃体出血病史,视网膜前的玻璃体形成膜样的混浊,这些混浊的视网膜前膜吸收了激光的部分能量,产生收缩,继而牵拉视网膜,使本身就容易出血的视网膜产生大出血。

(3)极少数由于激光导致视网膜下脉络膜新生血管形成,引起中心视力的永久性丧失。

(4)大面积激光治疗导致周边视野缩小,夜视力变差。

做了眼科手术，视力怎么反倒下降了

　　很多患者在做手术前，眼睛已经出现了很严重的病变，这些病变是长期血糖控制不佳导致的结果，是不可逆的损伤。做手术是为了阻止这一损伤的继续扩大，如清除眼内的积血、减轻眼球的压力等。对于已经损伤的视网膜，手术是不能修复的，并且，手术过程本身也可带来缺血等一定程度的创伤。另外，很多患者术后不认真控制血糖，认为手术可以解决所有问题，持续的高血糖也会继续加重眼底的损伤，导致视力下降。

　　因此，眼科手术后视力的好坏，取决于术前眼底的病变程度和术后血糖控制的好坏。良好的血糖控制是预防糖尿病眼病的最关键措施。

糖 尿 病 肾 病

如何早期发现糖尿病肾病

糖尿病肾病是糖尿病的常见并发症,如何早期发现糖尿病肾病呢？就是定期检测尿液中的蛋白含量。

(1) 随机留尿法:随机留取 1 次尿样并对此尿样进行蛋白尿检查。

(2) 24 小时留尿法:留取 24 小时的尿样,并对此尿样进行蛋白尿检查。

(3) 除了这些检查外,临床上还常用检测血肌酐、尿素氮,肾小球滤过率等方法来诊断糖尿病肾病。

糖尿病肾病有哪些症状和临床表现

糖尿病肾病早期一般没有特殊表现,因此需要通过定期检测来发现。早期肾病因肾脏损伤较小,往往通过积极治疗就可以逆转。但到了大量蛋白尿时期,病情往往加速发展,直至出现尿毒症。以下症状多出现于中、晚期肾病患者。

(1) 水肿:可出现于脸部、踝部、腹部和胸部等。

（2）晚期症状：乏力、厌食、恶心呕吐、出血倾向、失眠、注意力不集中、反复低血糖等。

（3）辅助检查：检测尿微量白蛋白，血肌酐、尿酸、尿素氮；作肾小球滤过率等检查可有效评估肾脏病变。

只要肾功能正常就不是糖尿病肾病吗

很多患者认为，只要肾功能正常就不会得糖尿病肾病，事实上，这种观点是错误的。糖尿病肾病的可怕之处就在于，它是在"不知不觉"中侵蚀着您的肾脏。

糖尿病肾病有一个漫长的病程，一般分为五期：一期和二期没有任何症状，常规的血、尿检查也正常，只是有一些肾脏病理的改变。如果此时能控制好血糖便可长期稳定甚至可逆。三期是早期糖尿病肾病期，同样也没有任何症状，常规尿检正常，但已有微量白蛋白尿。此时应用合适的药物，缓解肾小球内的"三高"，可以减少蛋白尿的排出，甚至阻止病变的进展。四期是临床糖尿病肾病期。此时尿常规检查已经可以发现蛋白尿，甚至是大量蛋白尿，患者可全身水肿。此时应采用综合治疗措施，全面控制糖尿病肾病的进展，否则肾功能会进行性恶化，直至进入五期，也就是终末肾衰竭期，出现尿毒症症状，需要透析或肾移植。为此提醒糖尿病患者，在控制血糖的同时，一定要定期体检，尤其是要重视尿液检查。

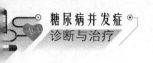

糖尿病肾病可以吃豆制品吗

过高的蛋白饮食会加重肾脏负担。当肾脏已经出现病变,尤其是肾小球滤过率下降、尿液中已经漏出大量蛋白时,就需要在饮食上限制蛋白的摄入了。

控制蛋白摄入,并不是不吃蛋白。对于有肾脏疾病的患者,蛋白的摄入一般要控制在每日 0.8 g/kg,正常体重的成人一般每日的蛋白总量不超过 50 g。

对于控制蛋白,糖尿病患者也不需产生额外的负担,一点蛋白都不吃。目前并不建议将膳食蛋白质摄入量减至推荐摄入量(0.8 g/kg/d)以下,因为这无助于改善血糖、心血管风险或 GFR 下降的进程。

控制了蛋白的总量,就要求在仅有的蛋白配额下更多地食用优质蛋白,以保证人体的需求。优质蛋白包括瘦肉、鱼、蛋等动物性蛋白;豆制品富含人体必需的矿物质、维生素、纤维素和蛋白质,且不含胆固醇,也是较为理想的蛋白。糖尿病肾病患者不需要完全禁食豆制品,只需在食用总量上注意一下就可以了。

糖尿病肾病没有特效药,治不治疗
都会变成尿毒症

说起糖尿病肾病,很多人认为治不治疗都会变成尿毒症。

事实上,糖尿病患者若能早预防、早发现、早诊断、早治疗,是完全可以阻止和延缓糖尿病肾病的发生和发展,甚至最终不会走向尿毒症阶段。

防治的关键就是早期、严格控制血糖。越早、越严格的血糖控制,就可以大大降低高血糖对肾脏的损伤。患者可以终身保持较为正常的肾脏功能,不影响正常寿命和生活质量。

但长期不良的血糖控制,就会导致肾脏不可逆的损伤。在肾脏已经出现大量蛋白尿时,治疗的措施和效果往往十分有限,患者就会长期遭受尿毒症的折磨。

因此,早期是关键,是治疗的最佳时机。此外,定期检查随访,评估肾脏功能也是对肾脏病变及早治疗的关键。

糖尿病肾病是降糖药吃出来或胰岛素打出来的

对于长期服用降糖药或打胰岛素,不少患者认为"是药三分毒",最后总归会把肾脏"吃坏"的。因此顾虑重重,甚至拒绝用药。

糖尿病肾病的本质是糖尿病微血管病变,是糖尿病本身的发展结果。导致糖尿病肾病的最大元凶其实是高血糖,肾脏长期"泡"在糖水里才导致肾小球血管的损伤,造成大量蛋白的漏出,最终发展为尿毒症。

而稳定血糖是治疗糖尿病肾病的前提和关键。良好的血糖控制可以大大降低糖尿病肾病的发生和发展。

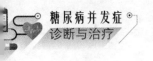
目前使用的所有降糖药物,都不是肾毒性药物。也就是说,这些药物不会主动造成肾脏的损伤。放任血糖升高不服药恰恰才是加速糖尿病肾病的罪魁祸首。

当然,患者肾功能减退时,医生会根据具体情况选择对肾脏影响较小的药物降糖并调整降糖药物的剂量,使其不会造成肾脏的损伤。

如果因畏惧药物伤肾而置长期的高血糖状态不顾,这才是错误的选择,结果只会适得其反。

糖尿病肾病尽可能晚透析

肾脏替代治疗是糖尿病肾病终末期肾衰患者的必然选择。目前可供选择的肾脏替代治疗包括血液透析、腹膜透析和肾脏移植。一旦患者出现早期尿毒症症状,血肌酐>530(也有主张442)μmol/L,内生肌酐清除率在 15~20 ml/min 时,即宜开始透析。因为糖尿病肾病患者体内肌肉代谢紊乱,生成肌酐减少,血肌酐反映的并非是肾功能损害的实际程度。如果患者出现了明显的胃肠道症状、难以控制的高血压或者经常出现显著的心衰症状,则透析可以提前而不必过分考虑肌酐清除率。糖尿病肾病患者往往同时伴有其他糖尿病慢性并发症,所以尿毒症症状在他们身上的表现往往比其他患者要早而且严重,而透析(不管是血液透析或腹膜透析)能清除毒素、减轻症状,显著改善代谢异常,还可以减少短期内死于心血管并发症的风险。

透析本身是肾脏功能减退的需求,不会因为早、晚而改变肾脏病变。因此,要根据具体情况,听从医生建议,需要透析时不要延误病情。

什么是腹膜透析和血液透析

(1)腹膜透析:腹膜透析是指先将配制好的透析液经导管注入患者的腹膜腔,然后将腹膜作为半渗透膜,利用透析液与人体体液之间的浓度差清除人体内的毒性物质,同时纠正电解质紊乱。进行腹膜透析的优点是:操作简单,患者可在家中自行进行;不良反应小,不会引起血液透析的各种不良反应;不会增加心脏的负荷,能较好地控制患者的血压,保护其心血管系统;能使糖尿病视网膜病变得到改善;可在清除人体内代谢产物和毒素的同时向腹腔内注射胰岛素,使患者的血糖得到较好控制。研究发现,糖尿病肾病患者若能定期进行腹膜透析治疗,可将其1年的存活率提高到90%以上。因此,腹膜透析是适合大多数糖尿病肾病患者使用的透析疗法。不过,进行腹膜透析可导致人体内蛋白质的大量流失,同时容易引起腹腔感染,因此进行腹膜透析的糖尿病肾病患者要适当地补充蛋白质,同时要预防腹腔感染。另外,进行腹膜透析会导致人体内葡萄糖的大量流失,因此使用这种方法进行治疗的糖尿病肾病患者还要注意调整胰岛素的用量,以免发生低血糖。

(2)血液透析:血液透析是将患者的血液和透析液同时引进

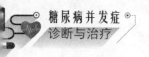
透析器中(两者的流动方向相反),利用透析器中的半透膜将血液中蓄积的毒素和杂质清除出体外,并向血液中补充各种营养物质,以便纠正酸中毒和电解质紊乱。血液透析疗法尤其适合年龄较大、病情较重和做了肾移植手术的糖尿病肾病患者使用。研究显示,糖尿病肾病患者若能定期进行血液透析治疗,其1年的存活率可达到80%左右。血液透析治疗的不良反应主要有:可引起血压波动,加速糖尿病视网膜病变的进程以及容易引起多种心血管并发症等。

糖尿病肾病透析常见的问题有什么

(1) 透析液不符合患者的生理状况:目前的腹透液绝大多数以右旋葡萄糖为主要渗透剂,不仅葡萄糖含量高,透析后可引起代谢紊乱,而且含葡萄糖的腹透液需有较低pH的酸性环境,以防止腹透液中的葡萄糖在高压消毒时发生焦化。

(2) 血糖控制困难:由于糖尿病患者透析后吸收大量葡萄糖以及透析袋和管路对胰岛素的吸附作用,使血糖控制更加困难,患者常常需要增加胰岛素的用量。还因腹腔内注射胰岛素,使腹膜炎、腹膜硬化、肝包膜下脂肪变性的发生率明显上升。

(3) 糖尿病类型与腹透远期预后的关系不明:1型糖尿病(胰岛素缺乏)与2型糖尿病(胰岛素拮抗)在发病机制及预后上明显不同。目前临床上观察糖尿病腹透患者的预后并没有将这两型患者分开统计。

（4）心血管系统并发症高发：糖尿病患者无论合并肾脏损害与否，其心血管系统的患病率亦非常突出，患者透析后更是如此。

糖尿病肾病患者饮食上要注意些什么

（1）对于糖尿病肾病患者要坚持优质的低蛋白饮食。蛋白质进入人体后，会全部经过肾脏代谢。因此，糖尿病肾病患者要合理控制蛋白质的摄入量。一般来说，要在控制总量的前提下多选择动物蛋白。需要注意的是，血肌酐的水平是糖尿病肾病患者蛋白质摄入量多少的关键决定因素之一。

（2）要注意低脂饮食及高钙、低磷饮食。糖尿病肾病患者虽然要低脂饮食，但也要注意热量的充足。因为此类患者若得不到足够的热量供应，其体内储存的脂肪和蛋白质就会分解，从而增加其肾脏的负担，导致病情加重。

（3）高纤维素饮食对糖尿病肾病患者有很大的益处。食用高纤维素的饮食具有保持大便通畅、促进人体内毒素排出和预防电解质紊乱的作用。因此，糖尿病肾病患者应适当地多吃一些玉米面、荞麦面、芋头、海带和新鲜的水果、蔬菜等富含高纤维素的食品。不过，糖尿病肾病患者在食用水果和蔬菜时，要少吃竹笋、青菜、红萝卜、香菇、香蕉等含钾量较高的果蔬，以免引起高钾血症而诱发电解质紊乱。

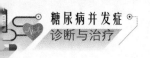
糖尿病肾病患者合并高血压时
应如何选择降压药物

　　高血压是肾脏患者肾功能损害发生、发展的主要因素,并且在糖尿病肾病的发展过程中起相当重要的作用,因此控制高血压不仅可延缓糖尿病肾病的发展,还可起到预防的作用。糖尿病患者伴有高血压时常需要服用降压药来控制血压,由于某些降压药可使患者肾功能下降,从而加重病情,因此患者应该选择合理的降压药。

　　降压药物首选血管紧张素转化酶抑制剂(angiotensin converting enzyme inhibitors,ACEI)或血管紧张素受体拮抗剂(angiotensin receptor blocker,ARB)。该类药物具有改善肾内血流动力学、减少尿蛋白排出,抑制系膜细胞、成纤维细胞和巨噬细胞活性,改善滤过膜通透性等药理作用。即使在全身血压正常的情况下也可产生肾脏保护功能,且不依赖于降压后血流动力学的改善。ACEI的不良反应主要有高钾血症、肾功能减退和干咳等。

糖尿病患者肾功能不全时,用药要注意什么

　　肾功能不全发生后,对应用糖尿病治疗的药物有一些特殊

要求,必须遵守。

(1) 胰岛素:胰岛素本身对肾功能没有任何影响,但肾功能不全患者需调整胰岛素用量,此时体内胰岛素可能存在两种情况:一方面,体内胰岛素降解减少减慢,胰岛素需减量;另一方面,可能产生胰岛素抵抗,此时需加大胰岛素剂量才能有效控制血糖。

(2) 口服降糖药:肾功能不全发生后,某些口服降糖药在体内代谢发生变化,必须调整剂量或停药。

● 磺脲类药:这类药主要经肾脏排泄,肾功能不全时体内容易蓄积,应注意调整剂量或选择肾脏排泄较少的药物,如格列喹酮。

● 格列奈类药:这类药在轻中度肾功能不全时仍可应用。此类药物具有代谢快、不易引起低血糖反应、服药时间灵活(在餐前服用,不进餐则不服药),能有效控制患者全天的血糖水平,延缓或阻止糖尿病并发症的发生和发展,不良反应小等特点,故非常适合糖尿病肾病患者使用。瑞格列奈可应用于各个病程的肾功能不全患者。

● 双胍类药:这类药主要经肾排泄,肾功能不全时,一般肾小球滤过率<40%应禁用。

● 噻唑烷二酮类药:轻中度肾功能不全时仍可应用。这是一种胰岛素增敏剂,是通过增加组织对胰岛素的敏感性来起到降血糖作用。此外,还具有改善血脂代谢异常、降低舒张压、保护肾脏的作用,故很适合糖尿病肾病患者使用。

● α糖苷酶抑制剂:这类药口服后大部分从肠道排出,轻中

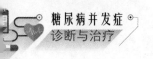

度肾功能不全时仍可服用。尿毒症患者禁用。

● DPP-4 抑制剂:这类新型的降糖药主要作用于胃肠道,且易于分解代谢,对肾脏影响极小,可以用于轻中度的肾功能异常糖尿病患者,甚至可用于重度肾功能损害患者。还可配合胰岛素应用,减少低血糖的发生。

● GLP-1 激动剂:GLP-1 的类似物可以增加胰岛素分泌,抑制胰高血糖素分泌,减少肝糖原输出,抑制肠道葡萄糖吸收,改善 β 细胞功能,改善血糖。GLP-1 从肠道 L 细胞分泌到血循环很快降解,对肾功能影响较小。

糖尿病周围神经病变

糖尿病周围神经病变有哪些临床表现

糖尿病周围神经病变症状主要有麻木、刺痛。早期症状以感觉障碍为主,临床呈对称性疼痛和感觉异常,下肢症状较上肢多见。感觉异常,有麻木、蚁行、虫爬、发热、触电样感觉,往往从远端脚趾上行可达膝上,呈"手套""袜套"样分布。

痛呈刺痛、灼痛、钻凿痛,似乎在骨髓深部作痛,有时剧痛如截肢痛,呈昼轻夜重。有时有触觉过敏,甚则不忍棉被之压,须把被子支撑起来。当累及运动神经时,肌力常有不同程度的减退,晚期有营养不良性肌萎缩和肢瘫痪。

痛觉减退。对外界的刺激反应减退。如不能敏感地感觉出鞋内的石子,对火焰、锐器的损伤不能做出快速反应,甚至已经造成损伤仍无察觉。对脓肿等感染无明显疼痛感。

温度觉减退。对外界温度的判断出现迟钝和失误。如不能正确评估水温,很多糖尿病患者因存在感觉障碍,总感觉热水不热,结果造成严重烫伤。

周围神经病变多为双侧、对称分布。少数呈单侧、不对称分布。周围神经病变在体征方面有:①跟腱反射、膝腱反射减弱或消失;②震动觉减弱或消失;③位置觉减弱或消失,尤以深感觉

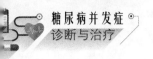
减退为明显症状。

糖尿病患者为什么会出现手脚指麻木

糖尿病患者出现手脚指麻木一般是患了糖尿病周围神经病变,这是一种糖尿病的常见并发症。

这一表现也主要是血糖长期控制不佳造成的糖尿病并发症。长期的高血糖环境导致外周神经的"脱髓鞘",就如同电线掉了外层的绝缘橡胶,导致两条电线碰到一起出现短路,神经的传导就发生了异常,出现感觉和运动的障碍。

因此,防治糖尿病神经病变的关键也是尽早、严格地控制血糖。一旦出现神经病变症状要尽早、尽快治疗,将神经损伤减少到最小。

糖尿病周围神经病变常用的检查方法有哪些

目前诊断糖尿病周围神经病变主要的检查方法如下。

(1) 10 g尼龙丝检查:以专用的10 g尼龙丝接触患者手足指/趾末端,来判断患者是否存在感觉减退,这是临床最简单易行的一种检测方法。

(2) 音叉检测:以128 Hz音叉作用于患者踝、膝、腕等关节处,判断患者是否存在振动觉。

（3）温度觉检测：以预冷、预热的金属棒检测患者对温度的判断。

（4）神经肌电图检查：通过检测神经传导速度来判断是否存在神经损伤。

（5）心脏副交感神经功能试验：Valsava 动作指数、深呼吸心率差、30/15 比值、握拳试验。

（6）胃肠自主神经功能检查：胃排空测量、测压法、胃电图、胆囊收缩功能测定。

（7）尿流动力学检查：包括尿流率的测定、各种压力测定、肌电图测定、动态放射学观察、膀胱残余尿量等。

如何防治糖尿病周围神经病变

（1）控制血糖：严格控制血糖是避免和延缓周围神经病变的关键。

（2）营养神经：可采用维生素 B_{12}、胞磷胆碱、神经节苷脂及神经生长因子等治疗。

（3）改善供血：选用抗血小板、血管扩张剂、活血化瘀的中西药物。

（4）抗氧化：α-硫辛酸可通过一定程度抗氧化改善症状。

（5）依帕司他作为醛糖还原酶抑制剂也是治疗糖尿病周围神经病变的常用药物。

（6）对症治疗：可选用加巴喷丁、卡马西平等药物减轻疼痛。

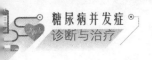

（7）高压氧治疗：可改善局部供氧和血液循环，促进神经结构与功能的修复。

（8）针灸和理疗。

（9）生活上患者也要注意肢体的保暖，要勤修指甲，穿宽松合脚的软底鞋。冬天做家务时尽量使用温水，四肢切忌长时间浸泡在冷水中。

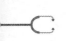

糖尿病周围神经病变患者日常生活中有哪些注意事项

（1）选择合适的鞋袜：鞋袜要选择透气、棉质、宽松；鞋底不可太薄，要有一定厚度，起到对足部的保护作用。

（2）定期修剪指甲：不可修剪过短，尽量避免用锐器挖抠足部，不要过深地挖鸡眼。

（3）足部洗浴要让家人试好水温，或者使用温度计确定水温，一般40℃左右较为合适。

（4）注意足部的保健：清洗过后要擦干，尤其是指缝，保持干燥；冬天要适当擦拭润肤产品，防止干裂。

（5）体位性低血压者：应注意在起床或站立时动作要缓慢，避免猛起身、猛站立。

（6）胃张力下降者：应少量多次进餐，并配合应用胃动力药物治疗，如甲氧氯普胺（胃复安）、多潘立酮（吗丁啉）或西沙比利等。

（7）膀胱尿潴留者:可采用耻骨上按摩,每天3～4次,较重患者可用药物治疗,必要时留置导尿(保留导尿管)。

（8）顽固性腹泻者:可调节饮食,酌情使用止泻药物。

糖尿病患者可以用热水泡脚么

众所周知,泡脚的好处多多,所以许多糖尿病患者也喜欢用热水泡脚。但是,糖尿病患者因为周围神经病变导致足部的皮肤感觉功能减退,无法准确判断水温的高低,即使泡在很烫的水里也感觉不出来,容易被烫伤。且一旦发生烫伤后,糖尿病患者足部组织营养差,恢复能力低,往往演变成坏死。

所以,强烈建议糖尿病患者洗脚时一定要留心。糖尿病患者在洗脚时,先请正常人用手测试水温(水温以手背皮肤耐受为宜),或者使用温度计测水温,水温不宜超过45℃。绝不能听任糖尿病患者自己倒热水,以防止热水泡足而造成烫伤,皮肤破损。双脚浸泡5～10分钟后,即用柔软且吸水性强的毛巾彻底擦干,足趾缝里不要残留水分。切勿用粗布大力摩擦而造成皮肤擦伤。冬季洗完脚后,不要使用热水袋、电热器或直接烤火取暖。脚易干裂时涂搽甘油或植物油。秋冬季节气候干燥,人的皮肤容易因缺水而皲裂,糖尿病患者的皮肤更容易出现瘙痒、感染、皲裂。因此,在洗脚时,更应该注意保护皮肤。

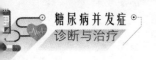
糖尿病神经病变还能影响哪些系统

糖尿病神经病变是糖尿病最常见的并发症。如果进行较为细致的临床检查,会发现大约有一半以上的糖尿病患者合并神经病变。

神经病变的临床表现是多种多样的。感觉异常者很常见。除此以外,神经病变还可以影响到胃肠道系统、泌尿生殖系统等。

影响到胃肠道时,患者可以有严重的便秘或腹泻。更有甚者,五六天才解 1 次大便,且解大便时十分痛苦;过几天则变成腹泻,一天可以腹泻 20～30 次,由此影响睡眠。这样一来,也影响血糖的稳定性。

累及泌尿生殖系统时,男性患者可以出现勃起功能障碍和逆向射精(即精液射逆行进入膀胱),有的患者还可以出现尿失禁或排尿困难。

无诱因的心悸心慌、血压波动。

糖尿病神经病变的表现各式各样,有些表现影响到患者的血糖控制和日常生活。因此,患者要重视这些细微的变化,及时与医生沟通,尽早治疗。

糖尿病与骨质疏松

什么是骨质疏松症 🩺⎯

骨骼就像人体的"钢筋框架"支撑着人体,保护着内脏各器官,参与承载负荷、运动、造血以及钙磷代谢等多种重要作用,对人体的重要性不言而喻。

1994年世界卫生组织对骨质疏松症的定义是:以骨量减少、骨组织微结构破坏、骨骼脆性增加和易发生骨折为特征的代谢性骨病。2001年美国国立卫生研究院提出的骨质疏松症定义是:以骨强度下降、骨折风险增加为特征的骨骼系统疾病。通俗来说,骨质疏松症就如同被白蚁蛀噬了的栋梁,把原本坚固的"人体的钢筋框架"变成了"豆腐渣工程",让人不仅会出现无定位性骨痛、腰背痛,负重时疼痛可加重,还容易在受到不大的外力下发生骨折,甚至用力打喷嚏即可发生骨折。

因此,骨质疏松症不是自然的生理老化现象,而是一种需要及时治疗的疾病。骨质疏松症的具体病因尚未明确,目前认为它是一种多因素导致的慢性疾病。

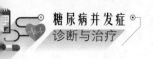
糖尿病会引起骨质疏松症吗

在生活中,我们经常可以发现糖尿病患者并发骨质疏松症,那么听起来风马牛不相及的两种疾病有没有联系呢? 糖尿病会引起骨质疏松症吗?

许多临床资料已表明与普通人群相比,不论 1 型还是 2 型糖尿病患者,其骨质疏松的患病率和骨质疏松性骨折的危险性均显著增加。糖尿病患者常见的髋部骨折、腕部骨折及无明显症状的脊椎骨折,绝大多数是由于骨质疏松所致,身高缩短、O 形或 X 形腿、驼背也较常见。而许多糖尿病患者往往只重视糖尿病本身,忽视了骨质疏松症的防治,导致骨折等严重后果。

其实骨折带来的后果甚至要超过糖尿病本身。发生髋部骨质疏松性骨折后的老年人有 15%～20% 在一年内死于各种并发症,存活者中仍有 50% 以上留有残疾,生活不能自理,给家庭和社会带来了沉重的负担。目前,糖尿病并发骨质疏松已成为不容忽视的问题。

糖尿病与骨质疏松症的关系

糖尿病性骨质疏松(diabetic osteoporosis, DO)是在糖尿病

基础上并发的以单位体积骨量减少、骨脆性增加、骨折风险增高为特点的代谢性骨病,是糖尿病在骨骼系统发生的慢性并发症。糖尿病患者发生骨质疏松症较为常见,糖尿病性骨质疏松由多因素综合影响造成,除了性别、年龄、体重、种族、营养状况、遗传等外,还与骨代谢调节因素及骨矿物质代谢有关。

不同类型的糖尿病可以通过影响骨代谢的不同环节导致糖尿病性骨质疏松。

1型糖尿病与骨质疏松的机制:胰岛素的绝对缺乏导致高血糖状态或其他自身免疫疾病,如乳糜泻、Graves病,还可以影响维生素D及其他营养物质吸收及体重减轻。

2型糖尿病与骨质疏松的机制:胰岛素抵抗、维生素D缺乏、性激素缺乏等。

某些降糖药物也会对骨密度造成一定影响:如噻唑烷二酮类可以一定程度降低骨密度;而二甲双胍则对骨组织具有保护作用,联用二甲双胍还可以降低甚至抵消罗格列酮增加骨折的风险;DPP-4抑制剂和GLP-1类似物对糖尿病性骨质疏松也有一定的保护作用。

骨质疏松症有哪些类型

骨质疏松症分为原发性骨质疏松症、继发性骨质疏松症和特发性骨质疏松症。其中原发性骨质疏松症最为常见,占骨质疏松症的90%以上。

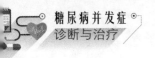

1. 原发性骨质疏松症

(1) 绝经后骨质疏松症(1 型):绝经后骨质疏松症多在绝经后 5～10 年发病。主要是由于卵巢功能减退、雌激素减少所引起。

(2) 老年性骨质疏松症(2 型):老年性骨质疏松症是老年时期(65 岁以上)发生的原发性骨质疏松症,一般认为与骨骼老龄化及多种环境因素直接相关,如老年人胃肠功能减退、钙的摄入不足、小肠对钙的吸收能力下降;老年人户外活动减少,致使靠紫外线由皮肤合成维生素 D 的能力下降;肾功能减退、肾活化维生素 D 的能力下降等。

2. 继发性骨质疏松症

继发性骨质疏松症是由于疾病或药物等原因所致。这些病因包括内分泌代谢疾病、结缔组织疾病、肾脏疾病、消化疾病和药物所致。如糖尿病、甲状腺功能亢进症、甲状旁腺功能亢进症、库欣综合征;风湿性关节炎;慢性肾病;胃肠道吸收障碍综合征、胃大部切除术后、慢性肝脏疾病;多发性骨髓瘤等。一些药物如糖皮质激素、抗惊厥药、甲状腺激素等的长期应用也会导致骨质流失,从而发生骨质疏松症。

3. 特发性骨质疏松症

特发性骨质疏松症没有明确的病因,多发生于青壮年。

骨质疏松症有哪些症状和表现

在骨质疏松症的早期,往往没有特殊的临床表现和症状,所以常把它称为"无声的杀手"。但随着病情的发展,会逐渐出现乏力、腰背以及四肢的酸痛和不适感。此时,患者若不引起重视,加以干预和治疗,任病情继续发展,渐渐可出现明显的骨痛、驼背、身高缩短、呼吸功能下降、脆性骨折等发生。

(1) 疼痛:以颈、肩、腰、背部疼痛为主,这种疼痛是因骨质疏松症导致的椎体骨小梁萎缩、数量减少,椎体压缩变形,脊柱前屈,腰椎为了纠正脊柱前屈加倍收缩,肌肉疲劳甚至痉挛造成的。疼痛可沿脊柱向两侧扩散,仰卧位或坐位时疼痛减轻,久立、久坐或者直立位后伸时疼痛加剧。

(2) 身高缩短、驼背:可以达到 10 cm,甚至 10 cm 以上。除了身高的缩短,驼背的曲度也会逐渐加大,甚至影响呼吸。

(3) 骨折:患者可在轻微的活动、弯腰、负重或摔倒后即发生骨折,脊柱、髋部和前臂较常见,其他部位也可以发生。此外,患者第一次骨折后,发生再次或反复骨折的概率会明显增加。

(4) 呼吸功能下降:骨质疏松症引起的胸椎、腰椎的压缩性骨折和变形可导致胸廓畸形,肺活量、肺最大换气量和心排出量下降,肺上叶前区小叶型肺气肿的发生率高达 40%。患者常会出现胸闷、气短以及呼吸困难等症状,并且容易并发上呼吸道和肺部感染。

如何诊断骨质疏松症

骨质疏松症常因其静悄悄地到来,不易被人察觉,因此早期

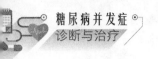

发现、定期检查对于治疗以及预防骨折有着深远的意义。对于骨质疏松症的高危人群以及 50 岁以上的女性和 60 岁以上的男性,建议定期做骨密度检查判断是否患有骨质疏松症。骨密度(bone mineral density, BMD)表示每平方厘米中含多少克骨矿物质,单位为 g/cm^2。骨密度测定是测量骨矿物质的含量、评定骨量丢失、诊断骨质疏松症的重要手段,包括以下 5 种方法:①X 线摄片法;②单光子吸收法;③双能 X 线吸收法;④定量 CT 法;⑤定量超声诊断法。其中双能 X 线吸收技术(dual energy X-ray absorption technique, DEXA)是诊断骨质疏松症的金标准,它也是世界卫生组织(WHO)推荐的诊断技术,能够早期诊断病情和观察药物疗效。

还应该进行骨代谢标志物、内分泌激素等的测定,包括血常规、肝肾功能、白蛋白、血钙、血磷、尿钙、碱性磷酸酶、骨钙素、甲状旁腺素、性激素水平、促甲状腺激素、蛋白电泳等,必要时还可进行遗传学与分子生物学检查等,以找出骨质流失、骨量减少的原因。

骨质疏松症的治疗应该注意些什么

(1) 注意早期诊断、早期治疗:骨质疏松症的早期治疗效果较好,但常因患者没有症状而被忽视,错过早期干预治疗的时机。因此,需加强宣传教育,提高大众对骨质疏松的认识。对于女性来说,最佳的治疗时机在 35 岁左右,提倡包括加强户外体育运动、加强牛奶等钙含量较高的乳制品的摄入等,通过优化生活方式进行非药物治疗。这种简便、经济、有效的方法不仅可以防患于未然,又能对开始丢失的钙质加以补充。此外,还应该注意平衡膳食、营养合理,提倡多进食一些富含钙的食物。提倡户外锻炼、多晒太阳,不仅能促进钙质的吸收和利用,而且能提高骨骼的硬度。日常生活中还应该注意培养良好的生活方式,做到不吸烟、少饮酒、少喝咖啡等。

(2) 注意补钙的同时必须补充维生素 D:补充钙剂和维生素 D 是治疗骨质疏松症的有效方法,但要注意早期治疗,到了晚期,骨钙已大量流失,则难以奏效。人体在维生素 D 的作用下才能将钙吸收,因此,注意补钙的同时必须补充维生素 D。

① 钙剂:糖尿病患者如不能从食物中获得身体需要的钙量时(成人每日需钙量 800 mg,老年人每日需钙量 1 000～1 200 mg),则每日应补充钙剂。药用钙剂有碳酸钙、氯化钙、柠檬酸钙、乳酸钙和葡萄糖酸钙等,其中钙元素含量分别为 40％、27％、21％、13％和 9％。应选择含钙元素含量高、吸收率高、不良反应少者。

② 维生素 D:维生素 D 来源于人体皮肤上的 7-脱氢胆固醇,经紫外线照射后产生维生素 D_3,另外还来源于食物中的维生素 D_2。维生素 D_3 与维生素 D_2 均无生物活性,需经过肝脏与肾脏羟化酶作用后才具有生物活性。作为活性维生素 D 有两种,包括骨化三醇和阿法骨化醇。骨化三醇具有较高的生物活性,能促进肠内钙吸收,提高血钙浓度,使钙在骨中沉积,为骨矿化提供原料,进一步促进骨形成。糖尿病并发肾脏病变的患者常选

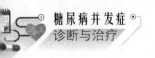
用。阿法骨化醇需经过肝脏再羟化为骨化三醇后才能发挥作用。

服用上述药物时,均应定期检测血钙,防止发生高血钙症,并应根据血钙水平,调整活性维生素 D_3 剂量。

(3) 雌激素:女性到了更年期后,雌激素迅速流失,在雌激素含量明显不足的情况下,单纯服用钙片和维生素 D 并不能使骨骼中的钙增多,可以选择雌激素类的药物。

(4) 其他药物:在应用了钙剂和维生素 D 的基础上除了增加雌激素类药物,还可以使用降钙素、氟化钠片、二磷酸盐和锶盐。其中降钙素和二磷酸盐主要抑制骨吸收,有止痛的作用,而氟化钠片和锶盐主要以刺激成骨细胞活性,促进骨形成为主。

糖尿病患者该如何有效防治骨质疏松症

糖尿病性骨质疏松的治疗,首要因素是控制好血糖。

因高血糖可以通过多个方面影响骨密度,而维持血糖在正常水平,可以最大限度地减少高糖毒性对骨组织的损害。糖化血红蛋白控制在 $6.5\%\sim7.0\%$ 可以将高血糖对骨代谢的影响减小到最低;血糖控制水平与骨形态学改变相关,1 型糖尿病患者使用强化胰岛素治疗 7 年后,不仅血糖降低,骨密度也有所增加,骨吸收指标明显降低;而 2 型糖尿病(type 2 diabetes mellitus, T2DM)患者在控制血糖稳定后,骨密度也有所增加。

血糖控制稳定虽可以有助提高骨密度,但还需使用抗骨质疏松药物的正规治疗。

尚未并发骨质疏松的糖尿病患者,在治疗糖尿病的同时,应注意补充钙与维生素 D,预防骨质疏松的发生发展。对糖尿病合并骨质疏松的治疗,与其他骨质疏松症相似。

(1) 饮食治疗:保证钙和维生素 D 的摄入。

(2) 合理运动:可有效控制体重和血糖,预防骨质疏松。

(3) 抗骨质疏松药物治疗。

尿路结石的患者能补钙吗

对于骨质疏松症的患者来说,补充钙剂和维生素 D 是最基础的治疗。但一些尿路结石(包括肾结石、输尿管结石和膀胱结石)的患者,常常有这样的担心:我能服用钙剂吗? 补充钙会加重结石吗?

近年来,在全世界范围内,尿路结石呈现增多趋势,美国、瑞典和日本等国家的尿路结石发病率高达 12%。这类结石多属于草酸钙性质。但是,有研究发现,尿路结石的患者进食含钙丰富的食物后,钙质可与肠内食渣中的草酸结合,变成不溶性的草酸钙,而草酸钙不能被肠管吸收,从而避免了尿路结石的形成。临床观察也发现,尿路结石患者食用高钙饮食,反而减少了尿路结石的复发,解除了高钙饮食导致肾结石的顾虑。因此可以认为,尿路结石的患者可以放心如常地补充钙剂。

糖尿病与感染

为什么糖尿病患者更容易感染

　　糖尿病患者常常合并感染,也是导致患者住院甚至威胁患者生命的重要原因之一,其发生率可高达 32.6%～90.5%,比普通人群要高得多。

　　由于体内代谢紊乱,长期处于高血糖环境,胰岛素的相对缺乏,机体的抗病能力会显著降低;加之全身营养状况不佳继而出现某些急、慢性并发症,尤其是老龄患者合并感染的发生率更高。

　　糖尿病并发感染中以呼吸道感染最常见,其次为泌尿系感染和皮肤感染。呼吸系统感染中又以肺炎最常见,常起病急、不易控制,易并发心肾功能损害、营养不良、水电解质紊乱,严重者可发生急性代谢性紊乱如酮症酸中毒、高渗性昏迷等。其次为肺结核,约为非糖尿病患者的 2～8 倍,多见于血糖控制不良的青少年、老年人及消瘦患者。

　　尿路感染仅次于肺部感染,女性多于男性,这与女性尿道较短有关,以膀胱炎和肾盂肾炎最常见。由于糖尿病的微血管病变和神经系统病变,易引起皮肤、黏膜的损伤而造成不易愈合的皮肤感染,包括毛囊炎、疖、痈等化脓性感染,偶见丹毒。

此外,口腔、耳鼻喉也可合并感染,如牙龈炎、牙周炎、鼻炎、鼻窦炎等。甚至可见于外科疾病,如胆囊炎、阑尾炎,术后感染、败血症等。

感染有什么危害么

糖尿病患者一旦发生感染,机体处于应激状态,必然增加血糖控制的难度,造成糖尿病病情恶化,甚至引起酮症酸中毒、高渗性昏迷等严重后果。有时感染还可使隐匿的糖尿病患者(未被诊断,不知自己患糖尿病的人)出现显著症状。

糖尿病患者容易发生感染,感染又可引起或加重糖尿病,两者相互影响、互为因果,恶性循环。因此,糖尿病并发感染应及时发现和治疗,即便是轻微的感染也不容忽视。

糖尿病患者应如何预防感染

糖尿病患者要重视感染,更要学会预防感染。

(1) 良好的血糖控制会大大减少感染的概率。

(2) 在日常生活中,患者要注意预防感染的发生,特别是呼吸道感染流行期间(尤其是秋冬季节),少去人多拥挤的公共场所,以免被传染。

(3) 平时要加强体育锻炼,多参加户外运动,注意运动时间

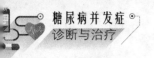
不宜过长且强度不宜过大。避免在冬季雾天锻炼,衣服不要穿得太厚、太紧。冬季要注意保暖,不要在室外逗留时间太长。

(4) 家庭中要注意加强室内通风,每日开窗 2～3 次,保持室内清洁、无特殊气味,保持房间湿度。

(5) 糖尿病患者要特别注意预防糖尿病足的发生,宜选择合适的鞋袜。对于糖尿病患者来说鞋袜不宜过紧及过大,要柔软、舒适。每天要保持双脚的清洁、干燥。洗脚后宜用柔软及吸水性强的干毛巾擦脚,动作轻柔并彻底擦干(尤其是趾缝应擦干),并防止任何轻微的擦伤。保持皮肤滋润,避免出现干裂。对于足部的老茧、胼胝、鸡眼或足癣等足病应及时治疗,最好到医院诊治,以防感染。

(6) 要正确处理皮肤的破损之处。发生皮肤瘙痒时,尽量避免搔抓、摩擦,以免抓伤皮肤引起溃破和感染,保持皮肤清洁(尤其是秋冬季节)。

糖尿病与肿瘤

糖尿病会导致癌症吗

近年来糖尿病与恶性肿瘤的发病率均呈逐年上升趋势,这不禁让人疑虑糖尿病和癌症是否存在联系,糖尿病会导致癌症吗?

目前,多项流行病学调查结果已显示,糖尿病人群中,胰腺癌、肝癌、结肠癌、子宫内膜癌、乳腺癌、膀胱癌等发病风险增加,而前列腺癌发病风险降低。其他肿瘤如肾癌、胆管癌、肺癌、胃癌、非霍奇金淋巴瘤的患病风险也有可能增加。此外,合并糖尿病的癌症患者病死率也普遍升高。

首先,糖尿病可通过多种机制影响肿瘤的生成,如高胰岛素血症、胰岛素抵抗、高血糖、慢性炎症和氧化应激。其次,糖尿病与恶性肿瘤之间可能存在共同的发病基础,如年龄、肥胖、吸烟、不健康饮食等。而常用的降糖药二甲双胍可以使癌症的总体风险降低。

另外,一些癌症患者的抗肿瘤治疗,如高剂量糖皮质激素、化疗药物等也可以引起胰岛素抵抗、损害胰岛细胞,或使原有的糖尿病病情加重。

总而言之,糖尿病与癌症之间关系复杂,目前的研究结论提

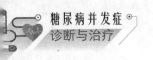

醒糖尿病患者,需重视肿瘤的筛查,争取早期诊断、早期治疗。积极地改变不良的生活方式,在选择降糖药物和抗肿瘤药物时,应警惕潜在的风险,兼顾糖尿病和肿瘤的预防和治疗。

糖尿病患者要预防肿瘤,在饮食上应该注意什么

糖尿病患者应该在遵循糖尿病的饮食原则同时注意以下几点。

(1) 在每天的饮食中,植物性食物(如蔬菜、水果、谷类和豆类)应占总量的 2/3 以上,品种尽可能地丰富多样,最好在 5 种以上。

(2) 食物加工越简单越好,不要过细地精加工。

(3) 尽量少吃红肉(牛、羊、猪肉),最好以鱼和家禽代替红肉。

(4) 少吃高脂肪食物,特别是动物性脂肪。选择食用适宜的植物油并控制用量。

(5) 少吃盐及腌制食物,每天每人盐的消耗量应该少于 6 g(如果同时患有高血压,要求应更加严格),少吃精制糖和甜食。

(6) 不过量饮酒,饮酒需少量,推荐红葡萄酒(白酒控制在 50 ml 以内)。

(7) 不要食用在常温下存放时间过久、可能受真菌毒素污染

的食物。

（8）加工食品中的添加剂、污染物及残留物的水平,应低于国家规定的限量。

（9）不吃烧焦的食物,直接在火上烧烤的鱼、肉以及腌肉、熏肉尽量少食用。

（10）在正常饮食情况下,不建议使用其他营养品或者保健品。

糖尿病皮肤病变

糖尿病引起的皮肤病变有哪些

糖尿病的皮肤病变表现多样,由于不同的原因以及个体的差异性,不同患者的皮肤表现也就各自不同,一些并发症也通过皮肤的改变表现出来,因此若能及时察觉识别这些扑朔迷离的皮肤表现,对糖尿病的早诊断和早治疗都是有帮助的。常见的皮肤病变如下。

(1) 皮肤感染:糖尿病患者由于血糖升高,皮肤的含糖量高,加之机体抵抗力差,约有1/3的患者合并感染细菌、病毒、真菌以及支原体、衣原体等微生物。常见的有疖、痈等细菌感染;手癣、足癣、股癣,口腔中的"鹅口疮"等真菌感染,念珠菌感染也可发生在指甲、男性的外生殖器龟头;病毒感染如带状疱疹,患者皮肤可出现串珠状水疱,皮肤发红,伴剧烈疼痛,水疱破裂后可合并感染。

(2) 皮肤瘙痒:是患者常见的症状之一,可以是全身瘙痒或者局部瘙痒,如外阴、肛周。瘙痒一般较顽固,夜间较明显。部分糖尿病患者可以此表现作为糖尿病的首发症状。患者皮肤可出现抓痕、点状出血等,易致感染。此类症状多因血糖升高所致,待血糖控制稳定后症状可逐步消失。部分糖尿病患者伴有自主神经损害时,可导致皮肤分泌汗液异常,表现为汗液分泌过多或过少。汗液分泌减少可导致皮肤干燥,也容易引起皮肤瘙痒、感染等。

(3)感觉异常:多见于病程较长的糖尿病患者,包括皮肤麻木、针刺感、疼痛或灼痛感等,常见于四肢,可呈肢端袜套样感觉,对称性改变,可伴肌肉萎缩,系长期的高血糖导致感觉神经功能紊乱引起。

(4)皮肤色泽异常:部分患者可仅有皮肤的颜色改变,无任何感觉异常,常见于双下肢皮肤颜色较暗,伴色素、色斑等形成。多由于血管等病变,导致皮肤营养障碍、色素沉着。胫前萎缩性色素沉着斑,为糖尿病的特征性皮损,多见于病程较长、老年患者,表现为双侧胫前圆形、卵圆形暗红色平顶丘疹,大小不等,可呈不对称分布,也可见于前臂等处。损害发展缓慢,可无自觉症状。血糖控制好以后可以自愈,最后留下色素沉着或萎缩。

(5)黑棘皮病:多对称性分布于颈部、腋窝、腹股沟等皮肤皱褶处,呈天鹅绒状,触之柔软,伴有色素沉着等表现。与高胰岛素血症、胰岛素抵抗相关。胰岛素具有合成蛋白质、脂肪等作用,另外通过某些生长因子作用使皮肤角质层过度增生、角化,产生黑棘皮病。

(6)皮肤黄瘤变:糖尿病患者常合并甘油三酯、胆固醇的升高,若沉积在皮肤内,可出现大小不一的黄色瘤样或斑块样皮疹。这种黄瘤表面有光泽,一般无瘙痒等自觉症状,摸起来略比周围的皮肤硬,在上眼睑的内侧、四肢关节伸侧多见。

（7）糖尿病性水疱病：患者可无明显感染状态下突发大小不规则水疱，无疼痛，多见于四肢及足背、手背。水疱内液体透明，疱的外边也没有红晕，一般经过数周可以自愈，或者消退后在皮肤遗留色素沉着。目前原因尚不清楚，考虑与糖代谢紊乱、微循环障碍等有关。

（8）降糖药物所致的皮肤病变：降糖药物中有部分药物本身可产生皮肤的不良反应。如对胰岛素过敏者，可引起局部皮肤红肿、疼痛性结节形成等，全身过敏者可引起荨麻疹等。反复在某一部位注射胰岛素可导致局部皮肤萎缩、皮下结节等形成。磺脲类降糖药物可引起皮肤泛发性红斑等。确诊为过敏后应予停药，皮肤症状一般可以恢复正常。

为什么糖尿病容易引起皮肤病变

糖尿病患者由于存在糖、脂肪、蛋白质代谢紊乱，可合并多种并发症。据统计至少30％的糖尿病患者合并皮肤病变，皮肤病变可引起血糖控制不稳定。两者相互影响，造成恶性循环。糖尿病皮肤病变的原因具体如下。

（1）高血糖所形成的糖毒性，可造成微血管及末梢神经的损害，导致皮肤供血不足等微循环障碍，易发生皮肤损伤，损伤后不易恢复。

（2）血糖升高可引起患者多尿，导致体内水分缺失，患者的皮肤黏膜常处于慢性脱水、缺氧的状态，皮肤常表现为干燥、弹性减退、表皮纤薄,再生能力与抗感染的屏障作用均降低。

（3）糖尿病可伴营养不良和低蛋白血症,免疫球蛋白、抗体以及补体生成减少,免疫力及抵抗力下降,作为人体第一层保护屏障的皮肤容易受到各种细菌、病毒等感染。

（4）糖尿病患者的血糖高,使皮肤含糖量增高,偏高的糖分是细菌良好的培养基,细菌迅速生长繁殖而产生感染。

（5）糖尿病易伴大、中血管病变,血流缓慢、血液供应减少,可妨碍白细胞的动员和移动,使得白细胞的免疫清除功能下降。

（6）糖尿病患者常合并脂代谢紊乱,血浆中血脂升高,可引起皮肤黄瘤病和黑棘皮病。

综上所述,糖尿病患者机体抵抗力较一般人普遍下降,血液中较高的葡萄糖浓度成为细菌良好的培养基,为合并一些并发症创造条件,所以糖尿病患者容易合并皮肤病变。皮肤病变后,治疗疗程较长,恢复较慢。

糖尿病患者患有皮肤病后如何治疗

血糖稳定对皮肤恢复和感染的控制可起到事半功倍的作用。

（1）积极控制血糖是治疗的关键。皮肤合并病变时,机体处于应激状况下,血糖较平常会有所升高,进而形成恶性循环,故首先应积极控制血糖。

（2）停止使用导致皮肤过敏的药物。

（3）皮肤出现感染时可选用抗生素控制感染。根据细菌对

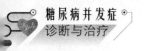

药物的敏感度选择合适的抗生素,规律用药,疗程要足。注意防止滥用抗生素导致菌群失调。脓肿形成时可根据病情给予切开引流,消除脓腔。

(4) 对皮肤瘙痒患者可给予抗过敏药物,改善皮肤瘙痒症状,防止因瘙痒抓破皮肤导致感染。由于夜间皮肤瘙痒比较明显,故可在睡前服用抗过敏的药物。

(5) 给予营养血管神经治疗,改善微循环,改善皮肤缺氧状态。如抗凝药物的应用可预防和治疗血管斑块形成,保持血流通畅,使皮肤的血液供应充足,及时带走有毒的代谢产物、增加皮肤的供氧。

(6) 全身营养支持治疗,增强免疫力。多食用新鲜的蔬菜、水果,可适当补充维生素、白蛋白等,避免浓茶、酒类、咖啡等刺激性食物,适当运动、提高机体抵抗力,保证充足的睡眠,对感染的控制有一定帮助。

糖尿病患者日常皮肤护理及注意事项有哪些

(1) 保持皮肤清洁,是皮肤护理的要点。每日要洗脸、洗脚、清洗外阴,水温一般要在 37 ℃以下,毛巾宜柔软,以减少对皮肤的刺激。每次洗澡时间不易长,避免用力揉搓。瘙痒时忌用手搔抓皮肤,否则易引起皮肤破损感染。皮肤干燥处可涂抹润滑油或膏。勤换衣服,勤洗并消毒毛巾,保持床单干燥清洁。

（2）平时穿衣宜宽松，以棉质衣料为主，尽量不穿羊毛或化纤内衣，以免刺激皮肤引起瘙痒。穿鞋、袜注意松紧适宜，防止过紧、影响血液循环，导致皮肤磨损。不要光脚穿鞋或穿趾间有间隔的凉鞋，避免穿高跟鞋和长时间穿新鞋，适宜穿旅游鞋、布鞋或软皮皮鞋。尤其合并神经病变的患者，皮肤磨损时常无疼痛等感觉，容易被忽视而导致感染，故平素需注意防止衣物等摩擦导致皮肤损伤。

（3）因老年患者感觉迟钝，易发生烫伤，禁用热水袋。对于卧床患者，定期给予翻身拍背，防止压疮等形成。一旦发现压疮，应及时进行治疗。如局部出现疖、毛囊炎，可涂安尔碘消毒剂、红霉素软膏等，必要时及时去医院就诊。

（4）注射胰岛素制剂则应经常轮换部位，防止长时间注射一个部位导致皮肤结节等形成。

（5）慎用化妆品。糖尿病患者可以化妆，但因糖尿病患者皮肤容易发生过敏反应，选用化妆品要慎重，不宜频繁化妆。晚上要及时卸妆，选用具有深度清洁作用的洗面用品，洁面后要及时应用具有保湿作用的护肤品，避免皮肤干燥受损的情况出现。

糖尿病性胃肠病

糖尿病的胃肠道并发症有哪些

糖尿病性胃肠病是糖尿病常见并发症之一。病变可发生在从食管至直肠的消化道各个部分,包括糖尿病性食管综合征、糖尿病性胃轻瘫、糖尿病合并腹泻,或大便失禁、糖尿病性便秘等。

糖尿病性食管综合征是什么? 有什么症状

糖尿病性运动和感觉异常累及食管时可出现糖尿病性食管综合征,患者食管蠕动周期延长、食管下段蠕动速度减慢、食管下括约肌压力降低,临床主要表现为胸痛、吞咽困难等。胸痛症状可能与食管反流和食管运动障碍有关。吞咽困难是食管运输功能障碍的典型症状,可由于食管运动障碍所致。

什么是糖尿病性胃轻瘫

糖尿病性胃轻瘫是糖尿病患者常见的消化道并发症,是继发于糖尿病的胃自主神经功能紊乱引起的胃动力下降、胃排空延迟、胃节律紊乱,进而导致胃潴留的临床综合征。临床表现为上腹疼痛、早饱、恶心、呕吐、腹胀、食欲不振等。50%的糖尿病患者曾发生过糖尿病性胃轻瘫,尤其常见于60岁以上的老年糖尿病患者。糖尿病病程愈长,血糖控制愈差,以及伴有其他神经并发症者本病的发生率越高。

导致糖尿病性胃轻瘫的病因有哪些

(1) 自主神经病变:长期高血糖可使支配胃肠的神经受累,胃张力降低,胃蠕动减慢,进而引起胃排空延迟或胃、十二指肠动力异常。

(2) 胃肠肌运动障碍:胃窦收缩程度和频率降低,幽门收缩,胃排空延迟。

(3) 胃肠激素失调:糖尿病患者常伴有多种胃肠激素分泌异常,如胃动素、胰高血糖素、生长抑素等,这些激素的分泌异常可使胃的运动异常。

(4) 胃酸缺乏:糖尿病患者常伴有免疫缺陷,可引起胃酸缺乏,杀灭胃内细菌不力,易引起胃部感染、发炎,影响胃的消化功能。

(5) 胃细胞内因子异常:糖尿病患者胃细胞内因子减少,引起维生素 B_{12} 不足,进一步致使神经功能失调,促使呕吐。

(6) 幽门螺杆菌感染:2型糖尿病伴胃轻瘫患者的幽门螺杆

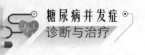

菌感染率为 77.6％。因此幽门螺杆菌感染可能也与本病的发生有关。

(7) 起搏细胞数目减少:Cajal 间质细胞是胃肠慢波的起搏细胞,当发生糖尿病性胃肠病时,Cajal 间质细胞数目减少甚至缺失,造成糖尿病胃轻瘫的发生和进展。

(8) 微血管病变:糖尿病微血管病变使胃黏膜血流量明显降低,造成局部缺血可致胃平滑肌细胞变性,从而影响平滑肌正常收缩功能。

(9) 高血糖:高血糖可使糖尿病患者进餐后胃排空明显延缓,尤其是进食固体餐时。

(10) 精神因素:精神因素对功能性胃肠疾病症状有明显的影响,患者内脏感觉神经高敏的症状往往因情绪焦虑而加剧。精神刺激、焦虑、抑郁等不良情绪刺激可引起胃肠运动紊乱。

糖尿病性胃轻瘫有哪些症状

大多数患者并无明显的临床症状,少数患者存在餐后上腹胀满、胃胀气、嗳气、恶心、呕吐、上腹部不适和疼痛、吞咽困难、吞咽痛、反酸、反食、胃灼热、背痛等。餐后症状明显,偶有在长时间空腹时出现。也可伴有其他自主神经病变的征象,如泌汗异常、直立性低血压、阳痿等。临床症状多发生于未经治疗、治疗不当或治疗不规则的 2 型糖尿病患者。

如何诊断糖尿病性胃轻瘫

糖尿病性胃轻瘫的诊断主要依据为有较长的糖尿病病史，合并有恶心、腹胀、早饱等上消化道症状，有相关辅助检查提示胃排空延迟（如胃排空显像等），并除外其他原因（如肿瘤等）所致的胃排空延迟。女性患者、1型糖尿病患者，以及合并有其他糖尿病慢性并发症的患者应特别警惕本病的出现。

如何治疗糖尿病胃轻瘫

（1）原发病的治疗：积极使血糖控制在理想水平。

（2）饮食治疗：进食以少量多餐、低脂饮食为好，避免进食不易消化的蔬果（如柿子、黑枣、山楂等），减少酒精摄入，均衡饮食营养，戒烟。

（3）药物治疗：使用胃动力药物必须定时，应在餐前半小时左右服药。常用的药物有甲氧氯普胺（胃复安），多潘立酮（吗丁啉），莫沙比利，红霉素，生长激素、生长激素类似物及其受体激动剂等。需在医生指导下服用。

（4）胃电起搏器：对于症状严重及传统药物难治疗的糖尿病性胃轻瘫，必要时可以考虑应用手术植入刺激胃电起搏器治疗。

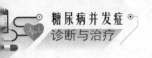

糖尿病并发肠道功能紊乱有哪些临床特点

（1）腹泻及便秘呈慢性、间歇性、顽固性，可持续数日或数月。

（2）有些患者大便失禁或腹泻与便秘交替出现，间歇期排便可正常。

（3）腹泻可发生在任何时间，以夜间及清晨居多，每日少则3～5次，多则高达十余次。

（4）大便呈棕黄色水样，量较多，偶有里急后重，可伴脂肪泻。

（5）便秘患者可有明显的结肠扩张及粪块滞留，严重者可伴有不完全性肠梗阻。

（6）常伴有自主神经病变的其他症状，如尿失禁、尿潴留等。

糖尿病患者肠道功能紊乱的病因何在

正常的肠胃蠕动是依靠复杂的自主神经调节系统来支配的。自主神经调节失常、消化道菌群失调是糖尿病患者便秘和腹泻发生的普遍原因。

（1）自主神经调节失常：胃肠道的自主神经包括交感神经和迷走神经，只有两者协调工作才能保证人体正常的排便规律。糖尿病患者的血糖如果长期得不到控制，可能引起交感神经和迷走神经的功能失调，导致肠蠕动障碍，从而使患者发生腹泻或者便秘。

（2）肠道菌群失调：正常情况下肠道内的有益菌群和有害菌群处在一种平衡状态。肠道内的有益菌主要是指乳酸菌、双歧杆菌等，有益菌群可以帮助胃肠道消化食物，乳酸菌还可产生的乳酸，能有效抑制有害细菌的生长和繁殖，维持肠道内生态平衡和肠道的正常功能。慢性腹泻、便秘、腹胀、胀气、消化不良等常见消化系统病症都与肠道菌群失衡有关。

为什么糖尿病患者较健康人更易发生腹泻

糖尿病患者较健康人好发腹泻，尤其是糖尿病史长或病情控制不良的患者腹泻发生率更高。这是由于糖尿病的神经病变累及肠道时，使得肠蠕动较慢，食物通过小肠时间延长，细菌过度生长，促使胆盐分解，肠壁分泌功能紊乱，水和电解质吸收失调而引起腹泻。症状表现为便次增多、便稀，可与便秘交替，并有轻微腹痛。多数患者腹泻为间歇性，少数为持续性。消化道 X 线造影或消化内镜检查均显示无器质性病变。

糖尿病患者的腹泻应如何治疗

糖尿病性腹泻常因忧虑、情绪激动而复发，并与血糖控制好坏有关。因此糖尿病性腹泻患者首先应消除顾虑、稳定情绪，合

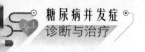
理控制饮食和选用降血糖药物,使血糖稳定在正常范围内;同时在医生的指导下,服用控制腹泻的药物。

(1)饮食:低热量低脂易消化软食,应注意补充维生素和微量元素。

(2)止泻药物:如复方地芬诺酯片、蒙脱石散、盐酸洛哌丁胺等。

(3)微生态制剂:补充双歧杆菌、乳酸菌等能够改造失调的菌群结构,抑制肠道细菌过度增殖及内毒素产生和释放,促进人体对蛋白质、维生素的吸收,改善营养状况,增进食欲,帮助消化。

(4)改善自主神经功能药物:如维生素 B_1、维生素 B_{12} 等能够改善糖尿病神经病变,进而改善糖尿病性腹泻。

(5)促进代谢药物:如考来烯胺、胰酶制剂可改善胆汁代谢、减轻脂肪泻、促进营养物质的吸收。

(6)抗生素:部分糖尿病腹泻患者小肠上段细菌过度生长,应用小檗碱(黄连素)及甲硝唑等抑制肠道菌群,对腹泻有一定的疗效。

(7)生长抑素类似物:能增强胃肠道吸收功能及抑制有强烈致腹泻作用的胃肠道激素的作用,有效地减少腹泻的次数和量,改善营养吸收障碍。

为什么糖尿病患者较健康人更易发生便秘

一方面,糖尿病患者多数有自主神经病变,造成肠蠕动缓慢,导致便秘。另一方面,在糖尿病的人群中老年人占大多数,年龄大的人由于神经、心理因素,导致自主神经受抑制,使排便反射迟钝,排便相关肌群肌力减弱,且消化腺分泌减少,粪便不如成年人柔软,易发生便秘。另外,老年人牙齿往往不好,吃含纤维素多的食物少、吃药多、活动少,更加重了便秘的程度。

糖尿病患者便秘可采取哪些措施

一旦糖尿病合并了便秘,不仅影响生活质量,而且会发生许多严重的并发症,如合并心脑血管病时,便秘时用劲排便可引起脑血管破裂、心脏猝死、肠破裂穿孔,后果往往非常严重。因此,糖尿病患者要加倍关注便秘的问题,若把重点放在用药物治疗便秘上,不如把重点放在防治便秘上。对于糖尿病患者的便秘提倡综合措施,防止乱用泻药,以免因长期服用通便药出现依赖性,甚至发生黑便病。糖尿病患者建议采取以下措施防治便秘。

(1)控制血糖。

(2)加强体能锻炼,增强肠蠕动。

(3)养成定时排便的习惯,排便时不要看书报,要精神放松,张口呼吸排便。

(4)高纤维饮食,多吃水果、蔬菜,少吃高脂食物,多饮水可松软粪便。

(5)增加肠胃蠕动,可以揉腹、每日做收腹提肛运动,提高排便能力。

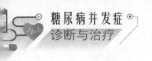
（6）药物疗法：胃肠动力药物如多潘立酮、西沙比利等可促进胃肠蠕动，加速排便。开塞露、甘油灌肠剂均为甘油制剂，起到润肠通便的作用。

（7）微生态制剂：便秘患者常常缺乏双歧杆菌，补充微生态制剂后，不仅调节了肠道菌群，而且可以促进肠道平滑肌收缩，有利排便。

糖尿病胃肠病患者在日常生活中要注意哪些

（1）控制血糖。

（2）饮食中必须有适量的纤维素，避免油炸等刺激性食物。

（3）主食不要过于精细，要适当吃些粗粮、豆类等富含维生素 B 族的食物。

（4）晨起空腹饮 1 杯淡盐水，配合腹部按摩或转腰，让水在肠胃振动，加强通便作用。全天都应多饮凉开水以助润肠通便。

（5）进行适当的体力活动，加强体育锻炼，比如仰卧屈腿、深蹲起立、骑自行车等都能加强腹部的运动，促进胃肠蠕动，有助于排便。

（6）每晚睡前，按摩腹部，养成定时排便的习惯。

（7）保持心情舒畅，生活要有规律。

糖尿病与口腔疾病

糖尿病与口腔疾病相关吗

作为一种全身疾病,糖尿病与口腔疾病的关系非常密切。糖尿病患者的唾液量减少,唾液内葡萄糖浓度升高,唾液 pH 下降,使口腔的自洁力下降,易引起各种病原微生物的滋生和繁殖,导致多种口腔疾病的发生,如舌炎、口腔黏膜炎、龋病等。另外,糖尿病患者常见血管病变,血小板黏附、聚集增强,抗凝血因子减少,红细胞脆性增加,造成牙龈等口腔组织缺血缺氧,血管内皮损伤,容易受到细菌及毒素的侵袭。同时糖尿病患者伤口愈合障碍,导致口腔病变迁延难愈。血糖控制差的糖尿病患者患牙周炎的风险是非糖尿病人群的2.9倍,而血糖控制较好的糖尿病患者患牙周炎的风险则下降至1.56倍。另一方面,牙周炎等口腔慢性炎症对糖尿病的控制有负面影响,伴有严重牙周病的糖尿病患者,其血糖控制不良者要升高4倍,并发症危险性升高3倍。

糖尿病引起的口腔疾病有哪些常见表现

(1) 口腔黏膜病变:糖尿病患者唾液减少,表现为口腔黏膜

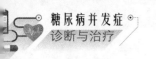
干燥,失去透明度,有触痛和烧灼痛,味觉障碍。由于口腔黏膜干燥,自洁能力下降,易受到微生物侵入,临床上多见感染性口炎、口腔白色念珠菌病。

(2)龋齿:糖尿病患者唾液质和量发生改变,自洁能力下降,助长菌斑形成并黏附在牙齿表面上。龋齿在糖尿病患者中普遍存在。

(3)牙龈炎和牙周炎:糖尿病患者牙周组织易发生感染,临床表现为牙龈肿胀充血、水肿、疼痛,牙周部位可发生牙周脓肿、牙周袋形成,并有脓性渗出。

(4)牙槽骨吸收和牙齿松动脱落:糖尿病患者龈缘出现肉芽肿及牙周袋,牙周袋内可有积脓,且牙齿周围齿槽骨吸收,导致牙齿松动、脱落。随患者年龄增大,牙槽骨吸收和牙齿松动脱落现象更为普遍。

(5)颌骨及颌周感染:口腔颌面部有互相连通的筋膜间隙,内含疏松结缔组织,抗感染能力低,在发生化脓性炎症时可以迅速蔓延。进展的龋齿根尖炎及齿龈炎极易波及颌骨及颌周软组织。糖尿病患者免疫功能下降致炎症扩展更加严重,出现皮肤红肿、局部剧烈疼痛、张口受限、高热、白细胞计数升高,可诱发糖尿病酮症酸中毒。

口腔疾病如何影响糖尿病患者的血糖水平

糖尿病患者口腔感染可导致全身慢性感染,促炎细胞因子与脂肪组织、内分泌免疫系统相互作用,引起胰岛素抵抗和胰岛β细胞结构和功能障碍。临床感染症状恢复后,胰岛素抵抗仍会持续数周或数月,使得血糖难以控制。因此,对于糖尿病患者进行口腔护理及定期牙周维护治疗,有助于血糖的稳定及糖尿病的控制。

哪些口腔症状提示糖尿病

临床经验发现,口腔症状常是糖尿病的先兆。多数糖尿病患者或血糖异常者常有口干口渴,牙龈肿痛、出血,牙齿叩痛、牙周袋形成及牙齿松动,口腔黏膜瘀点、瘀斑、水肿,口内炽热感,有的患者在舌体上可见黄斑瘤样的小结节。因此,我们在平常生活中应该时常关注口腔问题,特别是一些容易发生糖尿病的人,比如年龄超过 40 岁、体型比较肥胖、家里有糖尿病患者、日常活动比较少、喜欢吃油腻食物等。这些人如果出现上述的口腔症状时,要考虑糖尿病的可能性,及早去医院就诊。

糖尿病口腔疾病如何防治

(1) 一般治疗:保持口腔环境清洁,去除局部刺激因素,如牙石、不良修复体、用口呼吸、食物嵌塞等。保持口腔卫生有助于减少感染。提倡患者定期进行口腔检查,养成良好的卫生习惯。

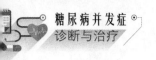

（2）控制血糖：加强血糖控制，有助于口腔病变的治疗，建议患者进行自我血糖监测。

（3）控制感染：因口腔颌面部感染极易扩散，因此对牙龈炎、颌面部感染等应积极控制，一旦发现感染立即就医，防止炎症进一步蔓延导致病情恶化。

糖尿病患者如何做口腔保健

（1）每年进行至少1次口腔、牙龈检查。

（2）正确刷牙。刷牙是机械性清除牙菌斑的最好方法。要选择小头、软毛、磨毛的保健牙刷，将刷毛放在牙齿和牙龈交界处，使刷毛与牙齿表面呈45°角，水平短距离颤动刷毛，然后再顺着牙缝竖刷。早晚各刷牙1次，每次3分钟，结合使用牙线或牙签清洁牙缝效果更佳。

（3）使用活动义齿的糖尿病患者，每日餐后要摘下假牙、漱口，并冲洗假牙，晚上入睡前要认真刷牙及刷洗假牙。安装了假牙的糖尿病患者，如果出现钢丝或牙箍引起口腔或舌割伤时，应立即与牙医联系。

（4）预防口腔感染。根据不同病情选用漱口液，如改变细菌的酸碱平衡应选用2%～3%硼酸溶液，革兰阳性菌和阴性菌感染宜选用0.02%呋喃西林溶液，抑制白念珠菌使用1%～4%碳酸氢钠溶液，厌氧菌感染使用甲硝唑治疗。选用有抑菌或杀菌作用的牙膏。每天早、晚刷牙，饭前、饭后和睡前用温水漱口。

（5）在控制血糖和抗感染的基础上，积极进行洗牙和牙周病的治疗。

（6）在牙周病治疗后，坚持做口腔保健操。早上起床漱口后，进行牙齿空咬运动(叩齿)30次，前20次进行快速冲击咬合，后10次进行强力持续咬合，以改善咀嚼肌的咬合力，刺激牙根及牙槽骨，增加其骨密度，然后再次漱口。牙龈按摩，具体方法是洗漱后，用干净的拇指、示指轻轻按摩牙龈内外两侧，内侧用拇指、外侧用示指，每次每面30次，以促进牙周微循环，增强黏膜抵抗力，然后再次漱口。

（7）定期接受牙周治疗和维护治疗。患牙周病的患者必须接受专业的牙周治疗和维护治疗才能有效控制牙周炎，控制血糖。

（8）口腔溃疡的治疗：轻度口腔溃疡饭前用温水漱口，用手指在口腔黏膜按摩等，以促进局部血液循环，加快溃疡愈合；也可用0.5%的碘附清洁口腔，并重点涂于溃疡面数秒钟，每日4次。重度口腔溃疡先用0.5%碘附含漱5～10分钟，再以碘附棉球擦拭口腔，轻涂溃疡面，以免引起出血，最后以维生素C、维生素B_{12}、维生素A及庆大霉素配成多种维生素混合剂注入口腔创面处或含漱10分钟，可促进局部血液循环及上皮细胞再生，有利于创面的修复。

糖尿病对口腔种植有什么影响

糖尿病患者容易发生牙周疾病，失牙危险性增加，进而导致

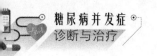
饮食、咀嚼等功能受损,需要进一步的口腔种植治疗。口腔种植术可将无机的异体材料(种植体)锚固在颌骨内,为缺失牙的修复提供支持和固定。然而由于糖尿病引起的血管变性、创伤愈合缓慢、容易感染等因素可能影响骨结合界面的形成和保持,导致种植失败和种植体脱落。因此,糖尿病患者对于是否能进行口腔种植往往忧虑很大。其实,糖尿病并非种植治疗的绝对禁忌证,糖尿病患者更可能从口腔种植治疗中受益。尽管糖尿病患者种植失败的风险高,但良好的血糖控制可以改善这些患者种植体的骨结合,采用胰岛素治疗甚至可以逆转种植体周围的骨减少。定期检查,对糖尿病患者种植体周围炎症早发现、早治疗,有助于降低其种植失败率。

糖尿病足溃疡与坏疽

糖尿病足民间俗称"老烂脚"。根据世界卫生组织定义,糖尿病足是指糖尿病患者由于合并神经病变及各种不同程度末梢血管病变而导致下肢感染、溃疡形成和(或)深部组织的破坏。糖尿病足是糖尿病患者由于长期对血糖控制不良等原因,导致的血管狭窄、闭塞,血流障碍,进而使足部神经细胞缺血,感觉神经、运动神经、自主神经损伤,临床表现为足部发凉、麻木、疼痛、间歇性跛行和感染等。糖尿病足是糖尿病最严重的和治疗费用最高的慢性并发症之一。

糖尿病足一般分为三种类型,即神经型、缺血型和混合型。

(1)神经型:血液循环良好,足部麻木、干燥,痛觉不明显,足背动脉搏动良好,可形成足底神经性溃疡或神经关节病。

(2)缺血型:下肢血管缺血病变造成肢端坏疽。

(3)混合型:同时有神经病变和周围血管病变,足背动脉搏

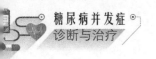

动减弱或消失,足凉,间歇性跛行或静息痛,足部有溃疡或坏疽形成。

目前,我国糖尿病足以混合型为主,其次为缺血型,而单纯神经型比较少见。

糖尿病足是如何发生的

糖尿病足的基本发病因素是神经病变、血管病变和感染。这些因素共同作用可导致组织的溃疡和坏疽。

(1)神经病变:神经病变可有多种表现,但在糖尿病足发生中最重要的是感觉减退的末梢神经病变。由于感觉缺乏,使得糖尿病患者的足部失去了自我保护作用而容易受到损伤。糖尿病自主神经病变所造成的皮肤干燥、开裂和局部的动静脉短路也可以促使或加重糖尿病足的发生发展。

(2)血管病变:周围动脉病变是造成糖尿病足的另外一个重要因素。有严重周围动脉病变的患者可以出现间歇性跛行的典型症状,但更多的合并严重周围动脉病变的糖尿病患者可以无此症状而发生足溃疡,或在缺乏感觉的足部受到损伤以后,缺血性病变更加重了足病变。对于有严重的周围动脉病变的糖尿病患者,在采取措施改善周围供血之前,足溃疡难以好转。

(3)感染:糖尿病足溃疡的患者容易合并感染,感染又是加重糖尿病足溃疡甚至是导致患者截肢的重要因素。

糖尿病足的危险因素有哪些

(1) 病史:以往有过足溃疡或截肢,独居的生活状态,经济条件差,不能享受医疗保险,赤足行走、视力差、弯腰困难、老年、合并肾脏病变等。

(2) 神经病变:有神经病变的症状,如下肢的麻木、刺痛或疼痛,尤其是夜间的疼痛;周围感觉迟钝、严重减退甚至感觉缺失的患者更容易罹患足病。

(3) 血管状态:间歇性跛行、静息痛、足背动脉搏动明显减弱或消失。

(4) 皮肤:颜色呈暗红、发紫,皮温明显降低,水肿,趾甲异常,胼胝(老茧),溃疡,皮肤干燥,足趾间皮肤糜烂。

(5) 骨/关节:畸形(鹰爪趾、槌头趾、骨性突起、关节活动障碍)。

(6) 鞋/袜:不合适的鞋袜。

什么是截肢

根据糖尿病足国际临床指南,截肢定义为一个肢体的远端被切除。

(1) 小截肢:在踝关节及其以下水平关节离断。

(2) 大截肢:踝关节水平以上的截肢。

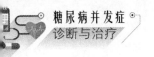

（3）重复截肢：先前截肢未治愈而再次从远端开始截肢。

（4）新的截肢：先前截肢的患处治愈后又从远端开始截肢。

糖尿病足需要截肢吗

严重的糖尿病足患者可能需要截肢。糖尿病患者下肢截肢的相对危险性是非糖尿病患者的 40 倍。在所有的非外伤性低位截肢手术中，糖尿病患者占 40％～60％。糖尿病患者中 15％左右的人会在其一生中发生足溃疡，而在糖尿病相关的低位远端截肢中，有 85％发生在足部溃疡后。严重的糖尿病足发病人群主要是糖尿病病程较长且血糖控制不良的老年患者，由于痛觉减弱或消失，往往不能及时发现病变，从而使伤口迅速扩大，造成严重的足部溃烂，肢端红肿、变黑、坏疽等，导致截肢。然而，在所有的糖尿病慢性并发症中，糖尿病足病是相对容易识别、预防比较有效的并发症。尽早识别糖尿病足病高危因素并采取积极对策，至少可避免一半以上的糖尿病足病引起的截肢。

糖尿病足的早期症状是什么

由于糖尿病足初期症状不是很明显，容易被人们忽视，最终因延误治疗而导致严重的后果，所以，当糖尿病患者出现如下症状时，就应该注意脚部的护理和治疗。

（1）足部的一般症状：①因神经病变，患肢皮肤干而无汗，角化变脆，肢端刺痛，感觉迟钝或消失。②因肢端营养不良，肌肉萎缩，趾间关节变曲，形成弓形足、鸡爪趾等畸形。③因周围血管病变，足背动脉搏动消失，足部皮肤温度下降，出现疼痛等。

（2）间歇性跛行：是早期出现的下肢症状，表现为行走一定距离后感觉下肢乏力、劳累、麻木，下蹲起立困难，夜间会出现静息痛。

糖尿病足如何自查

（1）轻触觉：将棉花捻成尖端状，轻轻划过脚底皮肤，看自己是否可以感觉到，如果没有感觉则表示轻触觉消失或减退。

（2）重触觉：用大头针（或缝衣针）钝的一端轻轻触碰脚部皮肤，看是否有感觉，如果感觉差则表示触觉减退。

（3）温度感觉：用凉的金属体轻轻触碰脚部皮肤，检查脚部皮肤是否感觉到凉；用 37 ℃～37.5 ℃的温水浸泡双脚，检查是否感觉到温热。如果没有感觉，则表示双脚已有明显的温度感觉减退或缺失。

（4）动脉血管的检查：用手指轻触脚背靠近脚踝处皮肤，寻找有无足背动脉搏动及搏动的强弱，可与正常人足背部动脉搏动情况进行比较。如果摸不到或脉搏很细弱，则表示足背动脉供血不足，糖尿病足随时都有可能发生。

注意，若患者自查发现异常，应马上就医处理，以免造成后患。

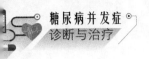

糖尿病足的分级是怎样的

糖尿病足的分级在临床上常用的方法为 Wagner 分级法。

0 级：指的是有发生溃疡高度危险因素的足，目前无溃疡。

1 级：足皮肤表面溃疡，临床上无感染。突出表现为神经性溃疡，发生于足突出部位，即压力承受点，如足跟部、足或趾底部，溃疡被胼胝包围。

2 级：较深的、穿透性溃疡，常合并软组织感染，但无骨髓炎或深部脓肿，溃疡部位可存在一些特殊的细菌，如厌氧菌、产气菌。

3 级：深部溃疡，常影响到骨组织，并有深部脓肿或骨髓炎。

4 级：特征为缺血性溃疡，局部的或足特殊部位的坏疽。通常合并神经病变，坏死组织的表面可有感染。

5 级：坏疽影响到整个足。

糖尿病足各级有何相应临床症状

（1）糖尿病足隐性期（糖尿病足 0 级）：局部皮肤水肿，足部出现麻木、感觉迟钝或部分感觉丧失，并伴有疼痛，尤其夜间明显，足部动脉搏动减弱。隐性期通常不会引起患者的注意。

（2）糖尿病足初期（糖尿病足 1 级）：足底或足背开始出现水

疱、血疱，经常出现烫伤、冻伤或鸡眼等，导致足部发生浅表损伤或溃疡，并出现红肿。初期溃疡的分泌物较少。

(3) 糖尿病足中期(糖尿病足 2～3 级)：足部出现反复感染，且感染程度进一步加深，已经损伤到足部的皮下组织，并形成组织炎症。脓性分泌物逐渐增多，分泌物发臭。

(4) 糖尿病足重度期(糖尿病足 4～5 级)：深部感染进一步加重，蜂窝织炎融合成大脓腔，周围出现大面积的损坏组织，肌肉、肌腱、韧带破坏严重，骨与关节受到破坏，脓性分泌物及坏死组织增多，足趾和脚部出现坏死。

为什么说无痛足更危险？无痛足的日常护理有何建议

无痛足的病变基础是糖尿病神经病变所引起的肢体末梢感觉减弱或丧失。对发生糖尿病足溃疡的患者而言，无感觉或感觉迟钝的危害比有麻、痛等感觉异常要严重得多。因为痛觉可以保护我们尽量避免伤害，即使遭受伤害，也会尽早发现，而失去痛觉则让糖尿病患者失去了这种自我保护能力。对于无痛足的糖尿病患者，我们提出以下几点建议。

(1) 每日检查自己的双足，了解是否有潜在损伤。

(2) 任何时候不要赤足行走，避免让脚受凉受伤。

(3) 让脚远离热水袋、散热器等热的东西，洗脚时先用手肘试水温。

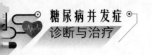

（4）不要在脚上涂抹各种损伤性化学物质。

（5）修剪趾甲切忌损伤皮肤、甲床。

（6）穿鞋之前检查是否有异物及异常突起。

（7）注意预防足癣，不要随便搔抓足部。

糖尿病足的治疗有哪些方法

首先要鉴别溃疡的性质。神经性溃疡常见于反复受压的部位，如跖骨头的足底面、胼胝的中央，常伴有感觉的缺失或异常，而局部供血是好的。缺血性溃疡多见于足背外侧、足趾尖部或足跟部，局部感觉正常，但皮肤温度低、足动脉搏动明显减弱或消失。

（1）对于神经性溃疡，主要是减压，特别要注意患者的鞋袜是否合适。

（2）对于缺血性溃疡，则要重视解决下肢缺血。轻、中度缺血的患者可以实行内科治疗，病变严重的患者可以接受介入治疗或血管外科成形手术。

（3）对于合并感染的足溃疡，应定期祛除感染和坏死组织。只要患者局部供血良好，对于感染的溃疡，必须进行彻底清创。根据创面的性质和渗出物的多少，选用合适的敷料。在细菌培养的基础上，选择有效的抗生素进行治疗。

糖尿病足的足部保护

糖尿病足发生溃烂的诱因常常是足部很微小的损伤,一个很小的伤口处理不好或不及时治疗可能导致患者失去一条腿。在截肢的糖尿病足患者中有相当一部分人就是因为对足部的破溃不重视,失治、误治造成的,所以足部保护对糖尿病患者来说显得尤为重要。

(1) 每天检查双足,特别是足趾间;有时需要有经验的人来帮助检查。

(2) 定期洗脚,用干布擦干,尤其是擦干足趾间;洗脚时的水温要合适,<37 ℃。

(3) 不宜用热水袋、电热器等物品直接保暖足部。

(4) 避免赤足行走。

(5) 穿着合适的鞋子,鞋内应该有足够的空间,透气良好,鞋底较厚而鞋内较柔软,能够使足底压力分布更合理;穿鞋前先检查鞋内有否异物或异常。

(6) 不穿过紧或毛边的袜子,每天换袜子,不穿高过膝盖的袜子。

(7) 足部皮肤干燥可以使用油、膏类护肤品。

(8) 避免自行修剪胼胝或用化学制剂来处理胼胝,修剪趾甲切忌损伤皮肤、甲床,由专业人员修除胼胝或过度角化的组织。

(9) 一旦有问题,及时请专科医生或护士诊治。

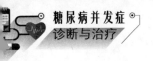

为什么夏季尤其要注意糖尿病足的预防及护理

　　夏季是糖尿病足的好发季节,因为夏季光脚的机会较多,足部容易受伤;而且夏天蚊虫多,叮咬后皮肤易出现瘙痒。另外皮肤出汗多、出油多,被抓破后极易感染而形成糖尿病足。

糖尿病足患者能用热水泡脚吗

　　由于足部血供差,糖尿病患者常常感到足部发凉,喜欢用热水袋焐脚、用热水烫脚。晚上睡觉前,用一盆热水烫脚确实有解乏、保健的功效,但是糖尿病患者应特别慎重。糖尿病足患者因为周围神经病变导致足部的皮肤感觉功能减退,无法准确判断水温的高低,足部不知趋利避害,即使泡在很烫的水里往往也感觉不出来,严重的患者在自己烫伤的时候还不知道。即使是对正常人来说尚可忍耐的水温,由于糖尿病足微循环障碍和血管病变使皮肤血管不能正常扩张,血供的减少使皮肤没有足够的血液把热量带走,聚集在局部而易发生烫伤。烫伤一旦发生,由于糖尿病足组织营养变差,恢复能力弱,往往会演变成坏死。因此,建议糖尿病患者每晚泡脚 4~10 分钟,水温不超过 40 ℃,一般禁止热水烫脚(>60 ℃)。

为什么吸烟容易导致糖尿病足

糖尿病患者尤其是吸烟者,容易发生足病变,吸烟是糖尿病患者的大忌。

(1)烟草中的去甲烟碱会使血管收缩、痉挛、血供减少,组织缺血、缺氧。足溃疡的愈合需要足够的氧和营养物质,烟草中的这些成分会使得血液循环不畅,导致病足雪上加霜。

(2)长期吸烟易使对血管造成损伤的"坏胆固醇"升高,保护血管的"好胆固醇"降低,使血管收缩、管壁变厚、管腔狭窄、血流缓慢,加重血液循环不畅。

(3)吸烟产生的一氧化碳与血红蛋白结合,会形成碳氧血红蛋白,影响红细胞的携氧能力,造成组织缺血、缺氧,同时使血液黏稠度增加;吸烟还可能诱发血浆纤维蛋白原水平升高,使血液容易凝固,形成血栓,导致糖尿病足出现并加速其发展。

鸡眼也会导致糖尿病足吗? 生了鸡眼怎么办

许多老年糖尿病患者脚上经常会出现鸡眼,带来行动不便等诸多问题。出现这种情况,一些患者就会自己挑鸡眼,如果没有感染就算幸运;一旦发生感染,就有可能导致糖尿病足的出现,后果不堪设想。那么发生胼胝与鸡眼怎么办呢?

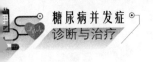
患者必须在正规医院接受手术治疗。医院手术治疗鸡眼的方法会根据患者的身体状况、病变大小等情况决定,术后也会保持血糖稳定,防止局部感染产生不良后果。注意千万不要自己在家里挑鸡眼,尤其不要到足浴房等非专业人员那里修脚或治疗鸡眼,不仅易引起足部皮肤的损伤,还会导致交叉感染。

足癣会引起糖尿病足吗? 日常生活中要注意什么

许多老年糖尿病患者会合并患有足癣(脚气),反复发作。足癣如果是发生在一般人身上,泡脚或抹一些药膏则可治愈,但对于糖尿病患者来说就没有那么简单了。很多抗真菌药对足癣都有很好的疗效,但是由于糖尿病患者抵抗力、免疫力低下,治疗时要慎用激素类药膏或含激素类药膏;还有一些洗剂,洗完后会使足部脱皮,建议糖尿病患者也不要用。足癣是糖尿病足的诱发因素之一,应当引起患者重视。

糖尿病足控制不好后果到底有多严重

一般糖尿病足早期表现为足部皮肤干燥、汗少或痛、温觉消失,继而发展为脚趾溃烂、感染或坏死,并很快扩散到健康的足部组织,病变可在1周之内侵害到骨头,最终导致截肢,大大影响糖尿病患者的生活质量甚至危及到生命,后果是惨痛又巨大的。有不少患者常常认为截肢离他很遥远,其实糖尿病患者中15%左右的人会在其一生中发生足溃疡,其中33%会因下肢缺血坏死而面临截肢。糖尿病患者下肢截肢的相对危险性是非糖尿病患者的40倍。病程超过10年,又长期控制不好血糖,或是合并高血压、高血脂和肥胖的中老年人,是糖尿病足重点攻击的对象。

为什么说感染是糖尿病足的导火线

感染是糖尿病足治疗时最大的敌人,也是引起糖尿病足的导火线。神经病变及缺血容易引起局部创伤,继发严重感染。糖尿病足发生感染的原因主要有以下两个方面。

(1) 轻微的创伤,如足底的压疮、趾甲修剪得过短、足癣治疗不当均可引起继发感染,引起糖尿病足症状。

(2) 糖尿病足底压力负荷部位的皮肤及皮下纤维脂肪组织均可增厚,一旦足跟部有了感染,易迅速向四周扩散;韧带创伤也可使感染扩散,引起跖骨骨髓炎及坏疽。

感染是糖尿病足治疗过程中比较棘手的问题,所有具有感染性溃疡的患者均应该接受恰当的抗感染治疗,严重感染的患者(具有全身症状或代谢障碍)应该立刻入院治疗。糖尿病足患者应该尽量将糖尿病足症状控制在没有溃疡的状态下,以便减少感染及治疗所带来的痛苦。

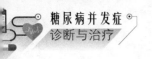

糖尿病足的护理原则是什么

(1)积极预防和控制感染:任何溃疡和坏疽都有潜在的感染问题,感染创面不易愈合,故首先要预防和控制感染。要保证局部溃疡创面充分引流和创面清洁,并在医生指导下使用抗生素以控制感染。保证环境、床单及皮肤的清洁。溃疡创面周围的皮肤可用温水、中性肥皂轻柔地清洗,而后用棉球拭干。应避免挤压伤口和损伤患处周围皮肤。

(2)促进肉芽组织生长,加速创口愈合:溃疡创面要有足够的血液供应,无感染和坏死,敷料无刺激性且湿润、透气,肉芽组织就会迅速生长,加速创口的愈合。

(3)积极治疗原发病是防止溃疡复发的关键:周围血管病性足部溃疡及坏疽,临床为慢性过程,具有缠绵难愈、反复发作的特点。原发病为本,足部溃疡及坏疽为标。因此,根据治病必求于本和标本兼顾的原则,积极治疗原发病,是防止溃疡及坏疽复发的关键。

如何改善糖尿病足患者局部的血液循环

防止患部受压,卧时注意勤翻身,以减少局部受压时间,必要时使用支被架。做患肢运动练习是促进患肢血液循环的有效方法,做法是:患者仰卧,先抬高患肢至45°,维持1～2分钟,然后坐起垂足于床边2～5分钟,并做踝足部旋转和伸屈活动十余次,再仰卧床上休息2分钟。对于静脉回流障碍引起的溃疡,卧床时抬高患肢,并可在床上做踝关节背屈、旋转和小腿屈伸运动,以发挥下肢肌肉泵的作用,促进静脉回流;必要时可用弹力绷带或穿弹力袜,有利于促进静脉回流。

糖尿病骨关节病

什么是糖尿病骨关节病

糖尿病患者的骨关节病变主要是沙尔科关节病。该病可以是糖尿病病程进展中的并发症,也可以合并糖尿病而存在。

沙尔科关节病为什么被称为无痛性关节病

沙尔科关节病是一种继发于神经感觉和神经营养障碍的破坏性关节疾病,主要表现为腕关节、肘关节、肩关节、膝关节、踝关节等全身大关节逐渐肿胀,但按上去不痛,活动也不受影响。由于此类疾病的特点就是无痛觉所引起,故又有无痛性关节病之称。

沙尔科关节病有什么表现

沙尔科(Chacot)关节病是一种神经性关节病,表现为关节逐渐肿大、不稳,并出现积液。如果对关节腔穿刺,可穿出血样液体。肿胀关节多无疼痛或仅轻微胀痛,关节功能受限不明显。

关节疼痛和功能受限与关节肿胀破坏不一致为本病之特点。

发病6个月至2年内为病程早期(急性期)。表现为患侧关节肿胀、积液和乏力,关节运动如常,不伴疼痛或疼痛轻微。无发热,局部皮肤温度稍升高。如有外伤骨折,关节部位红肿加重,经长期固定等治疗后仍未骨性愈合时,方引起注意。关节骨一般仅轻度损害,或有半脱位,偶有完全性脱位。关节软骨破坏严重时,可发生骨折。对受累关节触诊时,可有触及一袋碎骨的感觉,为关节内许多游离体和骨质增生的表现。关节穿刺可见关节液色黄、黏稠、易凝固。关节肿胀可逐渐消退,但可反复发作。

患病2年以后为病程晚期,关节破坏进一步发展,甚至可导致骨折或关节脱位。此时关节肿胀长年不退,或在反复运动损伤后时轻时重,历经数年,以积液肿胀畸形逐渐演变为兼带积液的骨性畸形。关节不稳,常有异常运动,几乎都有脱位和半脱位。运动时可明显听到骨头摩擦的声音,并有骨头间摩擦的感觉。晚期由于韧带松弛,没有支架帮助很难行走。局部皮肤的温度觉与痛觉缺失。可出现关节部皮肤损伤,关节内感染、出血等并发症。

哪些检查可以诊断沙尔科关节病

沙尔科关节病主要的检查手段为X线检查。该检查较方便,可见关节肿大和关节面不全脱位。通常能见到骨端硬化,但在晚期破坏性病变中也可能看不到。骨骼畸形,并在邻近皮质的地方有明显的新骨形成。这种新骨形成开始发生在关节囊

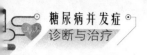
内,然后常常向上扩展到长骨骨干。软组织偶可出现骨化和钙化现象,然而这种现象可能是暂时的,甚至软组织广泛钙化在随后拍摄的 X 线上也可能消失。关节边缘可见到形状不规则的巨大骨赘,脱落后形成大量关节内游离体,此为本病特征性改变。

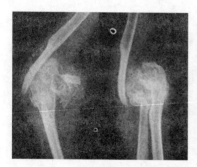
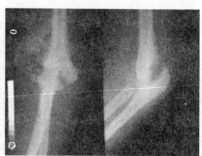

当出现周身不适、发热等用局部体征难以解释的全身症状时,考虑其并发症,如化脓性关节炎和毗邻组织结构受压(如血管、神经或脊髓),即应抽取滑膜液进行培养,明确诊断。

沙尔科关节病主要发生在哪个部位

沙尔科关节病主要发生在大关节,如腕关节、肘关节、肩关节、膝关节、踝关节等活动过多的大关节。当这些关节由于没有痛觉的保护机制时导致关节过度使用、撞击,进而被破坏。发生疼痛并不可怕,因为痛觉其实是人的一种保护机制,当人体遇到外来的、对我们不利的刺激时,疼痛可以让我们远离这种不利刺激,从而避免伤害。但由于沙尔科关节病没有相应的疼痛机制,不能及时引起我们的重视,加之大关节活动量较大,使病变进一步发展,等到发现时已经比较晚了。

虽然大多数关节都可受累,但膝关节受累相当于所有其他发病关节的总和。受累关节的分布情况主要决定于原发病。糖尿病时累及足部关节,运动性共济失调时累及膝关节、髋关节;脊髓空洞症最常累及上肢关节,尤其是肘关节和肩关节,常常为单关节受累,除足部小关节外,很少超过2个或3个关节,并呈不对称分布。

沙尔科关节病可以逆转吗

若对于原发性神经疾患进行有效治疗,将会减慢关节病变的进展速度。如果关节毁坏状况仍处于早期阶段,则关节病变可以逆转。

事实上,沙尔科关节病远比骨关节病进展迅速。从出现神经病变到发生关节病变之间可以有很长一段时间,然而关节病变一旦发生即会迅速发展,在几个月内造成整个关节彻底破坏。此时,关节病变将无法逆转。

治疗沙尔科关节病的关键

沙尔科关节病早期治疗,往往可使病变停滞。但如发展到

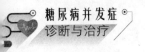

晚期,则严重影响生存和生活质量,因此早诊断和进行预防治疗是关键。

原发病的治疗:在治疗上,首先应仔细寻找原发病,积极对原发病变进行治疗。

病变关节的保守治疗:受累关节由于缺乏神经营养支配,尽量不进行手术治疗,可采取如下措施。

(1) 减少关节面承重,如上肢避免用力工作,下肢尽量减轻负重。

(2) 早期利用支架保护病变关节,能很大程度防止畸形发生。

(3) 药物和其他治疗:有人认为二磷酸盐能阻滞急性期沙尔科关节病发展,电磁刺激能减少沙尔科关节畸形的发生等。

(4) 可在严格无菌条件下行关节液抽吸术。

(5) 关节融合术和截肢术:沙尔科关节病晚期长期保守治疗无效可考虑行关节融合术和截肢术。因感觉功能障碍,骨融合术成功率很低。一旦决定实施,最好进行加压融合。

(6) 关节置换:传统认为,关节置换对沙尔科关节病患者是禁忌证。近年来国内沙尔科膝病行关节置换逐年增多,为沙尔科关节病患者带来希望。但关节置换并发症较多,一定要慎重考虑。

怎样避免沙尔科关节病的发生

对于高危患者(如患有重度运动性共济失调时),预防关节病的发生是有可能的。对于无痛性骨折的患者,早期诊断并固定无痛性骨折(用夹板、特制的长筒靴或双脚规)可阻止发生沙尔科关节病。

对结构显著破坏的关节,采用关节内固定术、加压技术和适宜的骨移植手术治疗可能会成功。当疾病处于非进展期时,行全髋和膝关节置换术能获得良好效果,然而人工关节松脱和脱位的情况仍是主要的危险。具体防护措施如下。

(1)病变关节,上肢避免用力工作,下肢尽量减轻负重。

(2)破坏较重关节(如膝、肘和脊柱部位)可用支架保护。

(3)足部病重且溃疡不愈者可作截肢术。青壮年患者膝、踝关节破坏严重者可作关节融合术,但邻近关节可再发生此病。减少活动和支架保护是较常用的有效方法。

糖尿病高尿酸血症与痛风

糖尿病与高尿酸血症

2型糖尿病患者往往同时存在高尿酸血症、高血压、肥胖、血脂紊乱、高胰岛素血症等一系列代谢变化,临床上将此称为"代谢综合征"。代谢综合征发病的中心环节是胰岛素抵抗,由此所导致的代谢紊乱可直接影响尿酸在体内的代谢而出现或加重高尿酸血症。

什么是痛风

痛风是人体内一类叫作嘌呤的物质代谢发生紊乱,尿酸的合成增加或排出减少,造成高尿酸血症,血尿酸浓度过高时,尿酸以钠盐的形式沉积在关节、软骨和肾脏中,引起组织异物炎性反应。

高尿酸血症与痛风有什么关系

高尿酸血症与痛风的发生并无直接关系,高尿酸血症不等于痛风,只是高尿酸血症者有更高发生痛风的可能,一些人高尿酸血症一生都不会引发痛风,而一些人在发现高尿酸血症1周或者1个月之内会发生第一次痛风。第一次痛风后一般会有1～2年的间歇期,间歇期也可长达10年,其间歇期内需积极治疗,预防痛风石的形成。

痛风有什么表现

痛风多发于人体最低部位的关节,疼痛剧烈,病程较短,1～7天,像"风"一样吹过去了。40岁以上男性多发,因雌激素对尿酸的形成有抑制作用,所以女性在更年期后发作比例会增加。此外,血尿酸升高与体重、体重指数(BMI)密切相关。因此,肥胖人群易患痛风。

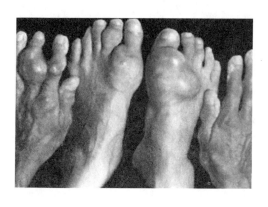

痛风一般发作在大趾关节、踝关节、膝关节等。长期患痛风的患者也可发作于手指关节,甚至耳郭等含软组织部分。急性

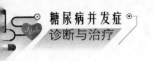
痛风发作部位常出现红、肿、热及剧烈疼痛,一般多在子夜发作,可使人从睡眠中痛醒。痛风初期发作多见于下肢。

痛风分哪几个阶段

痛风在临床上可分为 4 个阶段。

(1) 第一阶段为高尿酸血症期:患者除了血尿酸升高外,并未出现痛风的临床症状。

(2) 第二阶段为痛风早期:血尿酸持续性增高,导致急性痛风性关节炎突然发作,绝大多数是在睡梦中被刀割般的疼痛所惊醒。首发部位常是脚的大脚趾,关节红肿、灼热发胀,不能盖被子,脚伸在外边,若有轻微的风吹过或稍有触碰,活动一下脚趾头,立马疼痛得像钻心一样,但在几天或数周内会自动消失,这种不需要治疗自己会好转的现象,称为"自限性"。一次疼痛之后,看起来关节的炎症消除了,和正常人一样,实际上尿酸的结晶并没有消失,继续作怪,渐渐关节变得肿胀僵硬、屈伸不利。

(3) 第三阶段为痛风中期:痛风性关节炎反复急性发作,几次急性发作以后,由刚开始发病时的一个脚趾关节,逐渐波及指、趾、腕、踝、膝关节等全身关节,进而周围的软组织和骨质也遭到不同程度的破坏和功能障碍,尿酸结晶不断沉积,慢慢地形成结石一样的"痛风石",此时的肾功能可正常或轻度下降。

(4) 第四阶段为痛风晚期:患者关节畸形及功能障碍日益严重,痛风石增多,体积增大,易破溃流出白色尿酸盐结晶。由于关节永久性畸形，影响日常学习、工作和生活，给患者带来极大的身心痛苦。尿酸盐不断沉积到肾脏里，会形成肾结石等。如出现水肿、少尿、蛋白尿、夜尿增多、高血压、贫血等则提示肾功能受到损害，即肾功能减退。若病情进一步发展，就会出现不易逆转的肾功能衰竭而危及生命。

痛风只伤及关节吗

痛风除了伤及关节，还可伤及其他器官，最常见的是肾脏，主要表现为痛风性肾病、尿路结石、急性梗阻性肾病及痛风石。

（1）痛风性肾病：持续性高尿酸血症的患者中，20％会出现肾脏病变的表现，经过数年或更长时间可先后出现肾小管和肾小球受损，甚至发展为尿毒症。尿酸盐肾病的发生率仅次于痛风性关节损害，并且与病程和治疗有密切关系。此外，尿酸盐肾病与痛风性关节炎的严重程度无关，即轻度的关节炎患者也可有肾病变，而严重的关节炎患者不一定有肾脏异常。痛风性肾病早期有轻度单侧或双侧腰痛，之后出现轻度水肿和中度血压升高；尿呈酸性，有间歇性或持续性蛋白尿，一般不超过"＋＋"。几乎均有肾小管浓缩功能下降，出现夜尿、多尿、尿比重偏低。5～10年后肾病加重，进而发展为尿毒症，17％～25％的患者死于肾功能衰竭。

（2）尿路结石：痛风患者的尿呈酸性，因而尿中尿酸浓度增加，较小的结石随尿排出，但常无感觉，尿沉淀物中可见细小褐色砂粒。较大的结石可梗阻输尿管而引起血尿及肾绞痛，因尿流不畅继发感染而成为肾盂肾炎。巨大结石可造成肾盂肾盏变形、肾盂积水。单纯尿酸结石 X 线上不显影,当尿酸钠并发有钙盐时 X 线上可见结石阴影。

(3)急性梗阻性肾病:见于血尿酸和尿中尿酸明显升高,大量尿酸结晶广泛性梗阻肾小管所致。

(4)痛风石:又称痛风结节,是人体内因血尿酸过度升高,超过其饱和度而在身体某部位析出的白色晶体。如同一杯盐水中的盐量超过一定限度后,杯底就会出现白色的沉积物一样。析出的晶体在什么部位沉积,就可以发生什么部位的结石,痛风患者除中枢神经系统外,几乎所有组织中均可形成痛风石。有些痛风石用肉眼不能看到,但在偏振光显微镜下可以见到呈白色的针状晶体,这些微小的晶体可以诱发痛风性关节炎的发作,还可造成关节软骨和骨质破坏,周围组织纤维化,导致慢性关节肿痛、僵直和畸形,甚至骨折。有些痛风石沉积在体表,如耳郭和关节周围,肉眼就可以看到。还有些痛风石沉积在肾脏,引起肾结石,诱发肾绞痛。

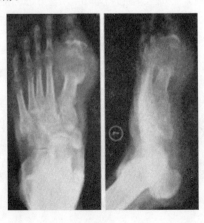

此外,痛风患者常伴有高血压、高脂血症、动脉硬化、冠心病及 2 型糖尿病。在年长者痛风死亡原因中,心血管因素远超过肾功能不全。但痛风与心血管疾病之间并无直接因果关系,只是两者均与肥胖、饮食因素有关。

哪些因素会诱发痛风

痛风可以由饮食,天气变化如温度、气压突变,外伤等多方面引发。

一些食品经过代谢后,其中部分衍生物可以引发原来积蓄在软组织的尿酸结晶重新溶解,这时可诱发并加重痛风性关节炎。海产品类食物中,如贝类和蛤蜊、鱼类如刀鱼含嘌呤极高,极易引发痛风。含糖饮料,特别是含果糖饮料与痛风密切相关。

饮酒容易引发痛风,因为乙醇(酒精)在肝组织代谢时,吸收大量水分,致血浓度增加,使得原来已经接近饱和的尿酸加速进入软组织形成结晶,导致身体免疫系统过度反应(敏感)而造成炎症。与白酒相比,啤酒更易诱发痛风,而葡萄酒对尿酸影响不大。

痛风古称"王者之疾",因为此症好发在达官贵人的身上,如元世祖忽必烈晚年就因饮酒过量及肥胖而饱受痛风之苦。

哪些药物可能诱发痛风

多种药物可能诱发痛风,如阿司匹林;维生素 B_1 和维生素

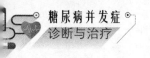

B₁₂;大剂量维生素 C;喹诺酮类抗生素如诺氟沙星、环丙沙星、左氧氟沙星等;青霉素类和头孢菌素类药物;肿瘤化疗药物;环孢素;1,6-二磷酸果糖;洛伐他汀;胰岛素;抗结核药,如吡嗪酰胺、乙胺丁醇;胰酶制剂;左旋多巴;肌苷(次黄嘌呤核苷);优降糖(格列本脲)、达美康(格列齐特)等降糖药;静脉注射硝酸甘油;奥美拉唑。

此外,一些减肥药在减重的同时可以降尿酸,如奥利司他。二甲双胍也有相似作用。

哪些检查辅助诊断痛风

(1) X 线检查:与沙尔科关节病一样,痛风也属于骨关节病变。骨骼内还有大量钙盐,因而密度较高并与周围软组织形成良好对比。因此,病变易为 X 线检查所显示。普通 X 线和 X 线数字摄影简单易行,费用较低,可显示四肢骨关节较为明显的骨质改变、关节间隙和骨性关节面异常及关节肿胀。X 线平片通常作为了解痛风患者有无骨关节受累的首选影像学检查方法。

(2) 血、尿常规和血沉:急性发作期,外周血白细胞计数升高,通常为(10～20)×10⁹/L,很少超过 20×10⁹/L。中性粒细胞相应升高。肾功能减退者,可有轻、中度贫血。血沉增快,通常＜60 mm/小时。病程早期一般无改变,累及肾脏者,可有蛋白尿、血尿、脓尿,偶见管型尿;并发肾结石者,可见明显血尿,亦可见酸性尿石排出。

（3）血尿酸测定：急性发作期绝大多数患者血清尿酸含量升高。一般认为采用尿酸氧化酶法测定，男性＞416 μmol/L（7 mg/dl），女性＞357 μmol/L（6 mg/dl），具有诊断价值。若已用排尿酸药或肾上腺皮质激素，则血清尿酸含量可以不高。缓解期间可以正常。有 2%～3% 患者呈典型痛风发作，而血清尿酸含量小于上述水平。

（4）尿尿酸含量测定：在无嘌呤饮食及未服影响尿酸排泄药物的情况下，正常男性成人 24 小时尿尿酸总量不超过 3.57 mmol（600 mg）。原发性痛风患者 90% 尿尿酸排出＜3.57 mmol/24 小时。故尿尿酸排泄正常，不能排除痛风，而尿尿酸＞4.46 mmol 每 24 小时（750 mg 每 24 小时），提示尿酸产生过多，尤其是非肾源性继发性痛风，血尿酸升高，尿尿酸亦同时明显升高。

（5）痛风结节内容物检查：对于痛风结节进行活检或穿刺吸取其内容物，或从皮肤溃疡处采取白垩状黏稠物质涂片，按上述方法检查，查到特异性尿酸盐的阳性率极高。

怎么判断是否患有痛风

2006 年欧洲抗风湿病联盟（European League Against Rheumatism, EULAR）发布了关于痛风的诊断建议如下。

（1）关节炎急性发作时，表现为快速发生的严重疼痛、肿胀和压痛，6～12 小时达高峰，尤其是皮肤表面发红，虽对痛风诊断无特异性，但高度提示晶体性炎症反应。

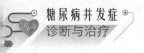
（2）有典型的痛风（如反复性痛风足），单纯临床诊断应是准确的，但未证实晶体的存在不能确诊痛风。

（3）滑液或痛风石吸取物中证实有尿酸盐结晶可确诊痛风。

（4）对不能确诊的炎性关节炎，均推荐在其滑液中常规查找尿酸盐结晶。

（5）无症状性关节内证实有尿酸盐结晶可确诊为痛风间歇期。

（6）痛风与败血症可同时存在，故怀疑化脓性关节炎时，即使证实有尿酸盐晶体存在，也应进行革兰染色和滑液培养。

（7）作为痛风最重要的危险因素，血尿酸的高低不能证实或排除痛风，因不少的高尿酸血症患者不发展为痛风，而在痛风急性发作期，血尿酸水平或可正常。

（8）某些痛风患者，尤其是有家族史的年轻痛风患者（年龄＜25岁的发作者）或有肾结石者，应行肾脏尿酸分泌测定。

（9）虽然放射性有助于鉴别诊断，且可显示慢性痛风的典型特征，但对早期或急性痛风的确诊无帮助。

（10）应评估痛风和相关并发症包括代谢综合征（肥胖、高脂血症、高血糖、高血压）的危险因素。

痛风怎么治

通过药物控制嘌呤。由于是代谢障碍疾病，如果控制饮食也未见成效，必须要长期用药物控制。常用药物分以下两类。

（1）减少尿酸合成：别嘌醇片，亦称别嘌呤醇，普遍用于治疗降低血中尿酸浓度,这种可以与"嘌呤"衍生物复合的药品,可以引发原来积蓄在软组织的尿酸结晶重新溶解,这时可诱发并加重关节炎,故在关节发炎时,应该停止使用。秋水仙碱为抑制尿酸合成的中药,现已过时,对肝脏损伤比较大,肝功能有缺陷者慎重使用。

(2) 增加排出尿酸:丙磺舒、苯溴马隆为尿酸排泄剂。作用机制为抑制肾小管对尿酸的再吸收,增加尿酸从尿液中排出,从而减少血中尿酸的浓度,最终减少尿酸盐沉积在软组织里,减少痛风炎症的发生。泌尿系统结石、化疗及癌肿引起的高尿酸症不宜使用。

部分药物使用时需注意以下几点。

(1) 消炎止痛药物。急性痛风可以服用双氯芬酸钠、塞来考昔、依托考昔、吲哚美辛(消炎痛)等止痛药物。糖皮质激素适用于不耐受非甾体抗炎药和秋水仙碱,或肾功能不全患者。

(2) 降尿酸新药。①黄嘌呤氧化酶抑制剂:非布司他,为一种非选择性黄嘌呤氧化酶抑制剂,对轻中度肝肾功能不全患者亦安全有效,无须调整剂量。②分解尿酸制剂——普瑞凯希:该药降尿酸和溶解痛风石的速度快,可用于传统降尿酸治疗无效的成年难治性痛风患者。对遗传性葡萄糖-6-磷酸脱氢酶(G6PD)缺乏症患者禁用,充血性心衰患者慎用。

痛风患者有哪些饮食注意事项

饮食是痛风患者外源性嘌呤和尿酸的主要来源,尿酸主要

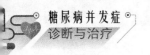

是从饮食中的核苷酸分解而来,约占体内总尿酸的 20％。对高尿酸血症而言,内源性代谢紊乱比外源性因素更重要。如果血尿酸高、嘌呤高,痛风就形成了一个反应链。因此,得了痛风不能吃什么和能吃什么就相当重要,患者在治疗痛风的同时,一定要注意饮食的问题。

下表提供的是我们日常生活中一些食品的含嘌呤情况。

表 2　日常食品含嘌呤情况

高嘌呤食品	蛤蜊、牡蛎、干贝、小鱼干、鳊鱼干、白带鱼、乌鱼、鲢鱼、海鳗、秋刀鱼、白鲳鱼、皮刀鱼、鸡肉汤、肉汁、鸡肝、鸭肝、猪小肠、猪肝、猪脾、牛肝、麦芽、酵母粉、发芽的豆类、黄豆芽、芦笋、紫菜、香菇、鸡精、豆苗菜
中嘌呤食品	虾、草鱼、鳝鱼、鳗鱼、鲫鱼、鲍鱼、乌贼、螃蟹、海带、鱼丸、鸡腿肉、猪肉、鸭肉、猪皮、猪大肠、羊肉、牛肚、牛肉、兔肉、绿豆、红豆、黑豆、花豆、菜豆、豌豆、四季豆、黑芝麻、花生、豆腐、豆干、豆浆、茼蒿菜、蘑菇、枸杞、笋干、金针菇、大葱、银耳、腰果、栗子、莲子、杏仁
低嘌呤食品	海蜇皮、海参、猪血、蛋类、白米、玉米、糯米、小米、面线、通心粉、麦片、面粉、米粉、薏仁、甘薯、芋头、马铃薯、白菜、苋菜、韭菜、辣椒、菠菜、荠菜、苦瓜、黄瓜、冬瓜、丝瓜、茄子、胡萝卜、洋葱、青椒、空心菜、番茄、菜花、葫芦、木耳、柠檬、桃子、西瓜、哈密瓜、橙子、橘子、葡萄、梨、苹果、香蕉、枣、菠萝、蜂蜜、瓜子、米醋

哪些运动方式适合痛风患者

痛风患者适合做一些活动量较小的运动,如乒乓球、跳绳、踢毽子等。需要注意的是,过于激烈的运动,特别是容易造成关节碰撞受伤的项目要尽量少做。竞技性强、运动剧烈、消耗体力过多的项目,如快跑、足球、篮球、滑冰、登山、长跑等,皆不适宜。

痛风的预后如何

如果能够早期诊断,且患者能够按医嘱治疗,现代治疗方法能使大多数患者过上正常生活。对晚期患者,痛风石可以溶解,关节功能可以改善,肾功能障碍也可以改善。30岁以前出现初发症状的痛风患者,其病情更为严重。20%痛风患者发生尿酸或草酸钙结石,并发尿路梗阻和感染,并有继发性肾小管间质病变。未经治疗的进行性肾功能障碍常常与合并高血压、糖尿病或其他一些肾病有关,可进一步导致尿酸盐排泄障碍,这不仅能加速关节内的病理进程,同时也是对生命的最大威胁。

怎样预防痛风发作

痛风病的发作常与饮食不节、着凉、过度劳累有关,因此预防发作应做到以下几点。

(1)戒酒。

(2)避免过度劳累、着凉。

(3)含嘌呤高的食物如虾、蟹、动物内脏应少食;菠菜、豆类等食物也应少食。

(4)大量饮水,促进尿酸排泄。

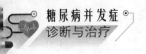
（5）牛奶、蛋类，大部分蔬菜、水果可不限。

（6）发面面食或放碱的粥类，因含碱性物质可促进尿酸排泄，保护肾脏，倡导食用。

（7）合并肥胖的痛风患者在减肥时应注意：①节食不宜过度饥饿。饥饿性酮症，大量酮体抑制肾脏对尿酸的排泄，诱发高尿酸血症。因此，节食减肥时要进行合理食物搭配。②运动不宜大汗淋漓。运动过程中大汗淋漓，使尿酸从肾脏排泄减少，将导致高尿酸血症。需及时补充水分，保持每日尿量在 2 000 ml 以上至关重要。

糖尿病与性功能障碍

性功能障碍与糖尿病有关吗

性功能障碍是目前比较常见的问题。35%～70%的糖尿病患者都会发生性功能障碍。糖尿病患者发生性功能障碍的概率比非糖尿病患者高3倍。男性患者中,糖尿病是性功能障碍很重要的一个原因。

血糖高是导致糖尿病患者性功能障碍的直接原因,糖尿病患者的血管、周围神经病变都是导致性功能障碍的重要因素。此外,糖尿病患者常常合并肥胖、高血压、高血脂等,再加上吸烟、饮酒也是影响性功能的几大杀手。

因此,性功能障碍和糖尿病是密切相关的,千万不要忽视糖尿病与性功能障碍的关系。

糖尿病会影响月经么

长期高血糖会影响全身各个器官,女性生殖系统也不例外。血糖控制不佳,月经就会紊乱。

卵泡的发育是一个精细的调节过程,长期的高血糖不利于

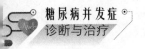

卵泡的发育和生长,高血糖会干扰下丘脑对卵巢的调控,高血糖还会导致阴道、子宫内膜的炎症等。因此,高血糖状态会导致月经不调和月经量的改变。

对于有生育要求的患者来说,一定要先把血糖控制好,再考虑生育问题。良好的血糖控制是保证正常生育能力和妊娠过程的前提。

糖尿病会导致女性不孕不育及性冷淡吗

糖尿病作为一种常见的内分泌疾病,其病因较为复杂。该病可致糖、脂肪、蛋白质等体内多种物质代谢功能紊乱,女性患者常同时伴有不孕及月经紊乱。

据报道,糖尿病女性患者的月经失调率高达 40%～65%,包括闭经、月经稀发和月经紊乱。受孕率仅为 2%～5%,胰岛素治疗后受孕率可上升至 19%～30%。糖尿病造成女性不孕的病因现在还不清楚,可能与肥胖和自身免疫有关联。因相当多的糖尿病患者伴有肥胖,而肥胖也是不孕的原因之一。此外,在部分糖尿病伴不孕患者血浆中可查到抗胰岛素抗体,其中一些病例还可同时测到卵巢抗体。

糖尿病女性患者在长期高血糖的情况下,易发生阴道感染。阴道感染后会阻碍性唤起并将最终损害获得性高潮的能力。此外,炎症还可造成阴道干燥而使配偶感觉不适,并妨碍双方的性体验。阴道干燥导致的性交损伤也能引起反复的膀胱炎,而反复的膀胱感染会带来性交不适。

此外,高血糖易引起女性抑郁症,如间断或持续的高血糖更会引起她们抑郁症的发生。大多数女性的性欲相当脆弱,轻微的抑郁就会导致性欲丧失。所以,假如糖尿病没有控制好,就可能合并抑郁症并发展成性功能障碍。

糖尿病会引起阴道炎吗

糖尿病患者经常会发生阴道炎,并且病情迁延,反复不愈。糖尿病患者由于阴道上皮的糖分增高,破坏了阴道的自净能力,使得细菌更容易滋生,尤其更容易滋生霉菌。很多患者就是因为"反复阴道炎"才发现糖尿病。同样,要想彻底治愈阴道炎,严格控制血糖才是关键。只有控制了血糖,才能从根本上治愈阴道炎。

糖尿病会引起 ED 吗

勃起功能障碍(erectile dysfunction,ED),是男性性功能障碍的主要表现形式,也是男性糖尿病患者的常见并发症。糖尿病除了对阴茎内皮细胞及平滑肌细胞结构功能损害,主要通过神经因素、内分泌因素及心理因素导致 ED。神经方面,糖尿病患者的高血糖使其周围神经和自主神经都受到了不同程度的损害,同时也造成神经因子合成及作用的异常。而糖尿病男性患者普遍存在

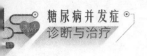

低雄激素血症,在血糖明显升高时雄激素降低更明显。此外,人类的性活动和阴茎勃起都受大脑控制。当人的心理情绪发生变化时,大脑会产生兴奋或抑制信号对勃起反射产生影响。

糖尿病引起的性功能障碍有哪些表现

一说性功能障碍,人们的第一反应就是勃起功能障碍,其实性功能障碍不只是勃起功能障碍。性功能包括性欲、勃起功能、射精和性高潮等环节,其中任何环节发生改变都会影响正常性生活,即为男性性功能障碍。

更科学的定义是在超过 25％的性交过程中,不能达到或维持足够时间的勃起来获得满意的性生活,这个定义似乎更现实和更可取。因为男性可以偶尔出现以上这种障碍,并不属于异常。

糖尿病引起的性功能障碍如何治疗

既然知道了性功能障碍与糖尿病密切相关,知道了糖尿病究竟是怎么引起性功能障碍的,那么糖尿病引起的性功能障碍该如何治疗呢?其实,不管什么原因引起的性功能障碍,其基本的治疗方法都差不多,包括心理治疗、激素替代治疗、口服药物治疗(育亨宾、万艾可、曲唑酮等)、借助一些器械的治疗(如负压吸引装置、缩窄环等)、海绵体内注射治疗、经尿道治疗(比法尔等)及外科方法(阴茎假体)等。但对于糖尿病患者来说,比较重要的治疗是针对病因的治疗,即控制好血糖。

1. 控制血糖是关键

治疗糖尿病引起的性功能障碍首先要考虑的是控制血糖并避免出现低血糖,这些措施有助于改善糖尿病患者的血管周围神经的病变。降血糖需要平稳、安全地将血糖降至理想范围,切不可大起大落。研究表明,波动较大的血糖对血管的影响比持续偏高的血糖更大。因此,在选择降糖药时,除了考虑降糖药的有效性,还要考虑药物的安全性。

2. 改变糖尿病并发症或伴发疾病的治疗方法也很重要

有时候改变药物尤其是改变治疗高血压的药物可逆转性功能障碍,比如停用美托洛尔(倍他乐克)等容易引起勃起功能障碍的药物等。许多糖尿病患者有青光眼,经滴用含有噻吗酰胺的药物可以到达全身循环系统,引起勃起功能障碍,当眼科专家改变用药后,就会好转。同样,改变糖尿病患者的烟酒嗜好不仅对糖尿病本身有好处,同时对糖尿病引起的性功能障碍也非常有益。

3. 糖尿病引起的性功能障碍需要补充性激素吗

研究证实,治疗糖尿病男性患者的性功能障碍,可用雄激素联合西地那非治疗。二者联合应用可使勃起满意。

中医中药在糖尿病性功能障碍
治疗中的地位如何

我国传统医学在治疗性功能障碍方面有很多的经验。中医学

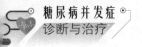
强调从整体分析问题，认为肝肾亏虚、肾精不足是引起男性性功能障碍的主要机制，因此强调滋补肝肾、填补肾精，在此基础上进行扶阳、活血或疏肝理气等治疗，积累了多种治疗性功能障碍的经验，发现了多种治疗性功能障碍的特效药物，如人参、冬虫夏草等。

通过西医的原理和方法发现这类药物的提取物具有显著治疗性功能障碍的作用，阐述了这类药物治疗性功能障碍的机制。各种中药制成的合剂，如以冬虫夏草为主要原料制成的成药于临床应用中发现在改善男性性功能障碍方面有很好的效果。

此外，中医针灸、理疗等方法，近年来逐渐得到大家的认可。在西医治疗的基础上加以祖国传统药物的辅助治疗，或许对糖尿病引起的性功能障碍的治疗有很大帮助。

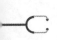

心理治疗在糖尿病患者性功能障碍治疗中有何作用

心理因素是性功能障碍的主要原因之一。对于糖尿病患者来说，心理因素在糖尿病性功能障碍发生中的作用更大。一些糖尿病患者由于长期吃药、住院、注射胰岛素后感觉自己是个废人，觉得自己拖累了家人，觉得自己对不起性伴侣，会产生一些抑郁的情绪，或者有些人觉得自己是患者，自己肯定"不行"，因此在性生活中往往表现出性功能障碍，从而继续加重自己的心理负担，形成恶性循环。

长期的自卑、抑郁情绪会使内分泌系统紊乱，加重糖尿病血管神经病变,进而引起器质性的性功能障碍。单纯的心理因素引起的糖尿病患者的性功能障碍在纠正心理因素后往往是可以完全康复的,而一旦引起器质性病变之后,就需要进一步的药物治疗或其他的辅助治疗了。因此,对于新发生的糖尿病性功能障碍,特别是新诊断的糖尿病患者出现性功能障碍时,首先要考虑心理因素引起的性功能障碍,进行早期的干预和治疗。因此,心理因素在糖尿病性功能障碍的发生、发展和治疗中占据着重要的地位。

如何对糖尿病性功能障碍患者进行家庭护理

糖尿病性功能障碍患者的护理工作在其治疗中有着重要的地位,可分为住院护理和家庭护理。住院护理主要是患者住院时有医护人员进行专业的护理工作,如糖尿病患者的健康教育、加强血糖的检测及控制等。而对糖尿病性功能障碍的患者来说,家庭护理的地位更重要,因为他们大多数时间不是在医院里,而是在家里。家庭护理主要包括心理护理、用药护理及饮食护理等。

(1)糖尿病性功能障碍患者承受着巨大的心理压力,因此家属特别是性伙伴要有耐心,帮助他们树立信心,积极地鼓励他们,对他们要充分地理解,最好能与患者一起接受治疗,相互配合,给他们充分的机会,帮助他们克服心理障碍。

(2)用药护理主要是指要监督他们按时吃药,并及时发现有些药物引起的不良反应,帮助他们积极地控制血糖。

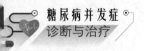
　　(3) 饮食护理主要是指在糖尿病饮食的基础上兼顾"性"的食疗,这是基本原则。在食疗时注意以下 3 点:①补肾不伤阴,即食补肾而不燥热的食物,如韭菜。糖尿病无合并肾脏疾病者可以吃虾、蟹等海鲜,可增强患者的性欲。②运用活血药食,适当吃些山楂。③并非吃什么补什么,可以吃些枸杞子、韭菜子、泥鳅、虾仁。推荐几种吃法,如韭菜炒羊肝、肉苁蓉炖羊肾、炖狗肉、炒虾仁、煨羊肉等。

糖尿病与肺结核

糖尿病与肺结核有什么关系

1. 糖尿病患者易发生肺结核或加重结核病

(1) 糖、蛋白、脂肪代谢紊乱,营养不良,抗体减少,细胞免疫功能降低,巨噬细胞功能减退,使结核感染者易发病,亦可使结核病恶化。

(2) 血糖及组织内含糖高,为结核菌的生长繁殖提供有利条件。

(3) 脂肪代谢紊乱,脂肪分解甘油三酯增多,后者有利于结核菌生长繁殖,高胆固醇也可刺激结核菌生长。

(4) 代谢紊乱导致肝功能受损,转化维生素 A 功能障碍,使维生素 A 缺乏,引起呼吸道黏膜抵抗力降低,容易发生结核感染。

(5) 糖尿病的急性并发症——糖尿病酮症酸中毒,可影响组织抵抗力减退,也有利于结核菌的繁殖。

2. 肺结核对糖尿病的影响

肺结核主要影响糖尿病患者的糖代谢,从而使糖尿病前期发展为临床糖尿病,加重糖尿病或诱发酮症酸中毒等,可能与下列因素有关。

(1) 肺结核所致发热等中毒症状可影响胰腺功能调节障碍,

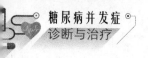
胰岛素受体功能降低,影响胰岛分泌功能。

(2) 结核病患者胰岛形态和组织化学有变化,胰岛损害程度与结核损害的程度成正比。

(3) 某些抗结核药物如异烟肼、利福平、吡嗪酰胺等对糖代谢或降糖药有一定影响。

糖尿病并发肺结核有什么临床特点

糖尿病并发肺结核好发年龄在 40～60 岁。两病并存时的肺结核起病较急,且进展快,与肺炎或肺化脓症相似。约 84% 的患者有咳嗽、咳痰、咯血、胸痛等,多为浸润型肺结核。与单纯肺结核比较,有病变广泛、渗出,干酪病灶多、空洞多、排菌多、病灶播散多、复治病例多等特点。值得注意的是,有 16%～20% 的病例可发生于非结核病好发部位,如上叶前段、中叶(舌叶)或下叶。因此,常需与各种病原所致的肺部感染相鉴别。

如何早期发现肺结核及糖尿病

(1) 凡糖尿病患者有体重下降、疲乏、无力、发热及咳嗽、咳痰、咯血等呼吸系统症状,需及时进行胸部 X 线检查。糖尿病患者每半年定期胸部 X 线检查也是需要的。病情一直稳定的糖尿病患者,无任何理由可解释其血糖、尿糖有波动者,需进一步检查其原因。

（2）凡起病较急、肺部病变以干酪渗出为主，伴有空洞、痰菌阳性且病情发展迅速，类似急性肺化脓症、急性肺炎者，应考虑并发糖尿病的可能。

（3）已进行积极抗结核治疗，病情仍不能控制，又可排除耐药菌或非结核分枝杆菌感染者，应进一步检查血糖、尿糖。

（4）因30％糖尿病患者在长期慢性病程中可出现或伴发皮肤病变，故当肺结核患者有不能用药物过敏解释的皮肤损害者，应考虑并发糖尿病的可能。

（5）老年人由于肾小动脉硬化，肾小球滤过率下降，肾糖阈增高，可出现血糖升高而尿糖阴性。而老年糖尿病又常具有病情轻、"三多一少"症状不明显而慢性并发症多的特点。故在老年肺结核患者中，即使尿糖阴性也不能排除糖尿病的诊断，需进行血糖监测。

糖尿病合并肺结核的治疗措施有哪些

1. 肺结核经过积极的正规治疗是可以治愈的

糖尿病与肺结核治疗疗程目前多选择1年以上的长程抗结核治疗。良好地控制血糖及早期规律抗结核治疗是治疗糖尿病合并肺结核的关键。关键是抗结核治疗一定要正规。总结来说，抗结核病的治疗方针是"早期、规律、适量、长程、联用"。抗结核治疗，就按国际标准化方案去服药，当地疾病控制中心

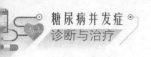
都可以免费得到药物。

2. 糖尿病合并肺结核的饮食有哪些注意事项

糖尿病合并肺结核患者应放宽饮食。糖尿病合并肺结核患者,饮食比单纯糖尿病患者要放宽,在满足总热量恒定条件下,采用高纤维素、中蛋白、中脂肪饮食。其原因是两病均为慢性消耗性疾病,饮食控制过严,机体营养不良,导致免疫力下降,不利于肺结核的恢复。另外,糖尿病患者给高纤维素饮食,是因为机体吸收纤维素后,可延缓食物中糖的吸收,使餐后血糖升高的幅度减少,同时纤维素还与胆汁酸结合,增加大便中胆盐排出,使血清胆固醇浓度降低,从而预防和减少心血管的并发症,有利于糖尿病与肺结核的恢复。

3. 合并肺结核的糖尿病患者如何控制血糖

血糖一定要积极控制,必要时应用胰岛素治疗。通过积极地进行糖尿病治疗能够预防糖尿病与肺结核两种疾病相结合的情况发生,如果能够在此基础之上多做一些适量的运动,对于糖尿病的治疗和恢复有一定的帮助。

治疗肺结核合并糖尿病有哪些注意事项

（1）积极控制血糖。除通过饮食适度控制、运动疗法外,可使用降糖药及胰岛素。但由于两病合并时肺结核多较重,建议胰岛素降糖较好。

（2）由于抗结核药及感染可影响血糖的波动,因此早期抗结核治疗时应注意监测血糖,逐渐把血糖控制稳定。

(3)治疗过程中由于抗结核药的胃肠反应等,患者饮食不佳,可能导致低血糖甚至低血糖休克,危及生命,一定要注意监测血糖。若出现头晕、乏力、烦躁、出汗、心慌等,要高度警惕。

(4)要注意酸中毒及电解质紊乱。

(5)定期监测视力、肝肾功能等,注意有无周围神经的损害。

(6)抗结核的疗程要相对延长,初治肺结核1年甚至更长,若血糖控制不好,结核病的治疗效果也较差。

(7)老年人:止血、抗结核、降糖需同步进行,因这些问题互相影响,可能形成恶性循环,同时控制比较好。降糖可采用胰岛素治疗,具体用量可就诊时请医生调整,切莫耽误。此外,不要因为血糖高就任意限制患者的营养摄入,要鼓励患者进食,对于可口的食物,可放宽些,争取用营养治疗,尽快帮助患者恢复抵抗力。另外,应尽量卧床,在床上或床边大小便,减少消耗。

糖尿病合并肺结核的预后如何

目前认为,糖尿病并发肺结核的预后首先取决于糖尿病是否被控制;其次,取决于结核病的轻重程度、患者体质强弱,以及治疗时机早晚。

如果糖尿病已被控制,结核病不太严重,早期能积极治疗,则预后良好。否则,如果糖尿病控制不理想,即使结核病较轻微,病情进展恶化的可能性依然存在。如果肺结核已很严重,即

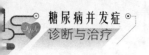
使糖尿病已被控制,则预后仍然较差。

　　此外,预后还取决于酮症发生与否。年纪较轻、体重较轻、糖尿病未被控制者,易发生酮症酸中毒,结核病易发生、发展,病情难以控制,则预后不佳。一般而言,已被控制的糖尿病患者,用药物治疗肺结核,效果与常人无异。糖尿病并发肺结核自从同时使用胰岛素和化疗药物以来,预后已大为改观。

糖尿病与心理疾病

心理疾病为什么与糖尿病有关 ⊃─

现代医学和心理学研究发现,许多疾病的发生、发展都与各种不良心理因素有密切关系。过度的精神紧张、心理压力以及各种情绪波动都会造成应激性激素大量分泌,并导致神经系统、骨骼肌肉系统、内分泌系统、生殖系统等多个系统出现相应的生理或者病理变化。不良心理因素不仅可导致疾病的发生,它的持续存在还会影响疾病的治疗效果。患病后能否保持一个良好的心理状态与疾病的转归有极大关系。

总体来说,不良情绪会对人体产生应激性影响,以致应激性激素分泌量迅速增多,而许多应激性激素都具有升高血糖的作用,且应激性激素的增多会抑制胰岛素的分泌。因此,每个人在情绪出现较大波动的时候,都会出现血糖升高的表现。此时,如果还存在肥胖和胰岛细胞分泌胰岛素功能减退等糖尿病危险因素,则更易造成人体血糖水平的持续偏高,从而形成糖尿病。

由此可见,调适心理,保持心态平和,对于保持身体健康有积极的意义,是预防糖尿病的重要措施。在日常生活中,要学会避免不良情绪的发生,对人、对己要保持平常心态,保持开阔的胸襟,不要动辄发怒。要学会在遇到烦恼时合理倾诉。这对于

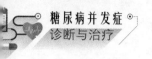
保持心理状态的稳定是很有帮助的。

糖尿病会导致抑郁症吗

　　随着人们对糖尿病认知的不断加深,其作为一类心身疾病逐渐受到重视,其中以抑郁最易在糖尿病患者中合并出现。有研究报道糖尿病患者中发生抑郁症的比例高达 30%。

　　糖尿病作为一种需长期治疗的慢性疾病,如患者不能正确对待与积极治疗,容易产生不良情绪,最终可发展至抑郁。有研究进一步发现,应激样物质在糖尿病患者体内明显增高,刺激血浆皮质醇、胰高血糖素及生长激素分泌增多,这些变化可最终导致患者出现抑郁情绪。此外,糖尿病的严重程度可能也和抑郁症的发生风险及程度有关。如发现合并大血管并发症的糖尿病患者抑郁程度显著高于无并发症的糖尿病患者,因血管病变致下肢疼痛的糖尿病患者抑郁症状明显增多,且糖尿病患者并发症越多,其发生抑郁症的风险越大。

　　同时,抑郁症患者情绪低落,饮食习惯不规律,户外活动减少,治疗依从性差,这些因素均能导致患者发生糖尿病或血糖控制不佳。

糖尿病合并抑郁症的患者有哪些注意事项呢

　　首先,应建立良好的医患关系。良好的医患关系是所有治疗的基础,是确定治疗依从性的关键。而多数糖尿病患者血糖控制不佳多由治疗依从性差所致,尤其对于合并抑郁症的糖尿病患者,其在交流沟通方面已经存在一定障碍,且本身治疗依从性就已受抑郁情绪影响。因此,良好的医患关系在全程治疗中尤为重要。

其次,加强对糖尿病的健康教育。健康教育属于认知行为干预的一种。我国的健康教育主要包括饮食、运动以及用药指导。但事实上,糖尿病是一种身心疾病,情绪的好坏直接影响病情的发展。了解患者的心理需求,有针对性地开展健康教育可以帮助患者树立战胜疾病的信心,保持乐观的精神状态,明白既不能过于敏感,又要有足够的重视,了解糖尿病的危害以及长期维持治疗的重要性。

再次,进行系统心理干预。目前我国对于合并抑郁症的糖尿病患者尚未采用系统的心理治疗,对于出现情绪低落、兴趣减退、快感缺失的患者,可以求助精神科医生帮助其解决情绪问题,从而有利于更好地控制血糖水平。

最后,给予药物治疗。糖尿病患者均会采用药物控制血糖水平,若治疗依从性好,血糖均能控制在正常范围内。目前抗抑郁的药物主要可以分为三环类抗抑郁剂(tricyclic antidepressants, TCA)、单胺氧化酶抑制剂(monoamine oxidase inhibitor, MAOI)及新型选择性 5-HT 再摄取抑制剂(SSRIs)。三环类抗抑郁剂可升高患者血糖水平,增加糖尿病患者发生相关并发症的风险;单胺氧化酶抑制剂与硫脲类药物或胰岛素联用时可导致血糖明显降低且难以恢复,并使患者体重增加。因此,上述两类药物不主

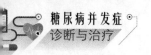

张在合并糖尿病的抑郁症患者中应用。5-HT 再摄取抑制剂包括氟西汀、帕罗西汀及舍曲林等,在控制抑郁的同时能够显著控制患者的血糖水平(空腹血糖可下降 30%),可引起患者食欲减退,从而控制患者体重及改善糖尿病,被用作治疗合并糖尿病的抑郁症首选药。

糖尿病并发症的治疗

如何预防糖尿病并发症的发生？治疗糖尿病并发症的药物有哪些

总体原则是,对于新诊断和早期的 2 型糖尿病患者,采用严格控制血糖的策略以降低糖尿病并发症的发生风险。在没有明显糖尿病血管并发症但具有心血管疾病危险因素的 2 型糖尿病患者中,采取降糖、降压、调脂(主要是降低低密度脂蛋白胆固醇)、减重等综合管理,以预防心血管疾病和糖尿病微血管病变的发生。

患者对糖尿病慢性并发症要提高警惕,进行自我监测,一旦怀疑有问题应及时咨询医生,做到早期发现、早期诊断、早期治疗,最大限度预防和延缓糖尿病并发症的发生,而不要等到已经进展成为严重并发症后再来挽救。治疗糖尿病并发症的常用药物有以下几类。

(1) 营养神经药物。糖尿病患者的神经损伤通常伴有节段性脱髓鞘和轴突变性,治疗方面主要通过增强神经细胞内核酸、蛋白质以及磷脂的合成,刺激轴突再生、促进神经修复。常用药如甲钴胺、生长因子等。

(2) 抗氧化药物。氧化应激是糖尿病并发症发生的重要因

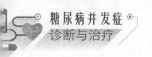

素之一。氧化应激是机体在高糖、缺血缺氧等损伤因素的作用下,体内产生的高活性分子如活性氧过多或清除减少导致的组织损伤。抗氧化药物通过抑制脂质过氧化,增加神经营养血管的血流量,增加神经 Na^+-K^+-ATP 酶活性,保护血管内皮功能。抗氧化剂的应用能够减少蛋白尿、降低胆固醇水平、改善糖尿病视网膜微血管病变及黄斑水肿等。临床上常用的抗氧化药物有 α-硫辛酸、普罗布考、N-乙酰半胱氨酸等。

(3) 改善微循环药物。微循环障碍是糖尿病慢性并发症发生的一个重要因素。改善微循环药物通过扩张血管、改善血液高凝状态和微循环,提高神经细胞的血氧供应,可有效改善糖尿病慢性并发症的临床症状。常用药如前列腺素 E_1、贝前列素钠、西洛他唑、己酮可可碱、胰激肽原酶、钙拮抗剂和活血化瘀类中药等。

(4) 阻止并发症发展药物。多元醇途径醛糖还原酶活性异常增强被认为和糖基化终产物的增加有关。而醛糖还原酶抑制剂(aldose reductase inhibitor, ARI)可通过抑制醛糖还原酶的活性,预防和延迟糖尿病慢性并发症的发生和发展。目前已上市的 ARI 为依帕司他,该药物能够抑制糖尿病外周神经性病变患者的红细胞中山梨醇的积累,可有效地改善主观症状(如自发性疼痛、麻木、感觉减退等)和神经功能。

(5) 降血压及控制蛋白尿药物。糖尿病合并高血压的患者降压药物可选择肾素-血管紧张素系统抑制剂,包括血管紧张素转换酶抑制剂(ACEI)和血管紧张素 II 受体拮抗剂(ARB)。一般从肾脏病变早期阶段(微量白蛋白尿期)使用 ACEI 或 ARB 药物,能减少尿白蛋白。需要注意的是,由于该类药物可能导致短期肾小球滤过率下降,在开始使用这些药物的 1～2 周内应检测血肌酐和钾浓度。不推荐血肌酐＞265.2 $\mu mol/l$(3 mg/dl)的肾病患者初次使用该类药物。此外,该药物同时能够改善糖尿病视网膜病变,延缓疾病的进展。目前已上市的 ACEI 有卡托普利、赖诺普利、依那普利、贝那普利、雷米普利、喹那普利、培多普利等;已上市的 ARB 有氯沙坦和缬沙坦。

其他推荐使用的降压及减轻蛋白尿的药物还有内皮素受体拮抗剂。内皮素有强烈而持久的血管收缩作用,它通过内皮素受体起作用,参与调节机体的多种生理及病理生理过程,与糖尿病并发症的发生密切相关。目前已经上市的内皮素受体拮抗剂包括安贝生坦、波生坦、替唑生坦、恩拉生坦、西他生坦等。

(6)降血脂药物。2 型糖尿病患者常见的血脂紊乱是甘油三酯和低密度脂蛋白胆固醇(LDL-C)升高及高密度脂蛋白胆固醇(HDL-C)降低。在进行调脂药物治疗时,目前以降低低密度脂蛋白胆固醇作为首要目标。推荐糖尿病患者使用他汀类降脂药物,因为该药物除了调节血脂,还具有改善血管内皮功能、抑制血栓形成、稳定动脉粥样硬化斑块等多种作用。目前已上市的他汀类药物有洛伐他汀、辛伐他汀、普伐他汀、氟伐他汀、阿托伐他汀、瑞舒伐他汀等。

(7)抗血小板药物。糖尿病患者的血小板功能亢进,其释放介质、黏附及聚集功能增强,会促进血液高凝,形成微血栓,进而导致糖尿病慢性并发症。抑制血小板功能亢进,有助于控制糖尿病并发症的发生。目前临床使用的抗血小板药物包括西洛他唑、双嘧达莫、噻氯匹定、氯吡格雷、磺吡酮等。

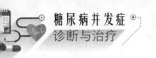
治疗糖尿病并发症的关键是什么

微血管病变是高血糖的直接后果,是糖尿病的特异性并发症,其发生与病程、高血糖程度有关,故控制血糖可有效降低眼、肾、神经病变的发生率。严格控制血糖以延缓或减轻糖尿病慢性并发症的发生、发展已得到多项临床试验的证实。美国1型糖尿病治疗研究显示,强化胰岛素治疗的糖尿病患者视网膜病变下降6.3%,肾脏病变下降54%,神经病变下降60%。

糖尿病并发症需要住院治疗吗

当糖尿病患者发生危及生命的急性并发症(如酮症酸中毒、高血糖高渗昏迷、乳酸酸中毒、低血糖昏迷、低血糖性脑病等),严重的慢性并发症(如糖尿病性视网膜病变导致的眼底出血、糖尿病性肾病引起的氮质血症、糖尿病足等)以及其他系统的严重并发症(如肺炎、肺结核、心肌梗死、严重的上呼吸道感染、急性胆囊炎、脑中风、创伤、顽固性腹泻等),住院治疗是非常必要的。

对于非严重的糖尿病慢性并发症,则不应当完全依赖住院治疗,而应更加注重院外的长期控制和家庭护理。糖尿病患者应充分了解如何防止急慢性并发症,采取生活方式及饮食干预,实施自我血糖检测并充分了解血糖测定结果的意义及应采取的干预措施,掌握口腔护理、足部护理、皮肤护理的具体技巧及特殊情况(如疾病、低血糖、应激和手术)的应对措施。

糖尿病并发症可以治好吗 ⊃

糖尿病的急性并发症(如酮症酸中毒、高血糖高渗昏迷、乳酸酸中毒、低血糖昏迷等)是可以治好的,但是这些并发症往往来势汹涌,不及时处理则病死率高。

而糖尿病慢性并发症(如糖尿病肾病、糖尿病视网膜病变、糖尿病神经病变、下肢血管病变、糖尿病足等)一旦发生,目前尚无有效方法逆转。因此对于糖尿病患者来说,控制血糖,预防并发症的发生非常重要。同时患者应当通过自我监测及门诊随访,早期发现慢性并发症,从而尽早采取措施干预治疗,延缓并发症的发生发展。

糖尿病慢性并发症治不好为什么还要治 ⊃

糖尿病并发症既是导致糖尿病患者残疾和死亡的最主要的原因,也是产生经济负担的最主要部分。虽然目前尚无逆转糖尿病慢性并发症的医疗技术,但是积极规范地治疗这些并发症,能够延缓糖尿病慢性并发症的发展,减轻患者的症状,改善生活质量,降低残疾率和病死率,延长预期寿命。